Frauenärztliche Taschenbücher

Herausgeber: Thomas Römer, Andreas D. Ebert

Gunther Göretzlehner · Thomas Römer

Langzyklus und Langzeiteinahme mit OC

DE GRUYTER

Prof. Dr. med. Gunther Göretzlehner
Parkstr. 11
18057 Rostock
gggoe@arcor.de

Prof. Dr. med. Thomas Römer
Evangelisches Krankenhaus
Köln-Weyertal gGmbH
Weyertal 76
50931 Köln
Thomas.Roemer@EVK-Koeln.de

Das Buch enthält 49 Abbildungen und 2 Tabellen.

ISBN 978-3-11-022102-2
e-ISBN 978-3-11-022103-9

Library of Congress Cataloging-in-Publication Data

Göretzlehner, Gunther.
  Langzyklus und Langzeiteinnahme mit OC: Frauenärztliche Taschenbücher /
by Gunther Göretzlehner, Thomas Römer.
     p. cm.
  ISBN 978-3-11-022102-2 (acid-free paper)
  1. Oral contraceptives. 2. Menstrual regulation. I. Römer, T. (Thomas) II. Title.
  RG137.5.G67 2010
     618.1'72–dc22   2010028786

Bibliografische Information der Deutschen Nationalbibliothek

Die Deutsche Nationalbibliothek verzeichnet diese Publikation in der Deutschen
Nationalbibliografie; detaillierte bibliografische Daten sind im Internet über
http://dnb.d-nb.de abrufbar.

Gesamtherstellung: Druckhaus „Thomas Müntzer", Bad Langensalza

Vorwort

Mikropillen im Langzyklus oder als kontinuierliche Langzeiteinnahme können sowohl zur hormonalen Kontrazeption als auch zur Behandlung von *Zyklusstörungen, zyklusabhängigen gynäkologischen Erkrankungen* und *zyklusabhängigen Grunderkrankungen* unter Nutzung der positiven Effekte oraler hormonaler Kontrazeptiva angewendet werden.

Diese Anwendungsformen weisen zahlreiche Vorteile auf, da sowohl durch den Langzyklus als auch die Langzeiteinnahme die Blutungstage der Frau innerhalb eines Jahres erheblich reduziert werden können und dadurch ein erheblicher Gewinn an Lebensqualität erfolgt. In den meisten Industrienationen wünschen sich zahlreiche Frauen weniger Blutungen, da sie die Menstruation mit den durch sie sehr häufig bedingten Beschwerden als belastend empfinden.

Die Autoren haben daher die Möglichkeiten zur Reduzierung der Abbruchblutungen unter gleichzeitiger Nutzung der positiven Effekte oraler hormonaler Kontrazeptiva im Langzyklus und bei kontinuierlicher Langzeiteinnahme zur Behandlung typischer Grundleiden der Frau in diesem Frauenärztlichen Taschenbuch zusammengestellt, wobei wir für die ausgewählten Indikationen, die fast alle den Bereich des „off level use" betreffen, keinen Anspruch auf Vollständigkeit erheben.

Die unter jedem Sachwort angegebenen Dosierungsbeispiele und Abbildungen dienen der schnellen Orientierung und Entscheidungsfindung.

Unser Dank gilt wiederum Frau A. Timm, Köln, für die umfassenden Schreibarbeiten, Frau S. Pfitzner, Frau M.-R. Dobler sowie Frau T. Paul, Verlag Walter de Gruyter, die uns in bewährter Weise unterstützten und unsere Wünsche umsetzten.

Wir hoffen, dass sich dieses Frauenärztliche Taschenbuch in die bestehende Reihe gut eingliedert und unseren Kolleginnen und Kollegen ein Ratgeber in der Praxis ist.

Rostock und Köln, September 2010

Gunther Göretzlehner
Thomas Römer

Abkürzungen

BfArM	Bundesinstitut für Arzneimittel und Medizinprodukte
BMI	Body Mass Index (Quetelet-Index)
CBG	Kortikosteroidbindendes Globulin
DGGG	Deutsche Gesellschaft für Gynäkologie und Geburtshilfe
DHEAS	Dehydroepiandrosteronsulfat
DUB	Dysfunktionelle uterine Blutung
E2	Estradiol
EE	Ethinylestradiol
FDA	Food and Drug Admininstration
FSFI	Female Sexual Function Index
FSH	Follikel stimulierendes Hormon
fT3	freies Trijodthyronin
fT4	freies Thyroxin
GABA	Gammaaminobuttersäure
GnRH	Gonadotropin Releasing Hormone
HBA1c	Glykolisiertes Hämoglobin
hCG	humanes Chorion-Gonadotropin
HDL	High density lipoproteins
INR	International Normalized Ratio
IUP	Intrauterinpessar
IUS	Intrauterinsystem
LDL	Low density lipoproteins
LH	Luteinisierendes Hormon
LZ	Langzyklus
LZE	Langzeiteinnahme
NNR	Nebennierenrinde
OC	Orales hormonales Kontrazeptivum
OGTT	Oraler Glukosetoleranztest
OR	Odds Ratio
P	Progesteron
PAI 1	Plasminogen-Aktivator-Inhibitor 1
PCOS	Polyzystisches Ovar Syndrom
PI	Pearl-Index
PMS	Prämenstruelles Syndrom
PMDD	Premenstrual dysphoric disorder
POF	Premature ovarian failure
Prl	Prolaktin

RR	Relatives Risiko
SHBG	Sexualhormonbindendes Globulin
T	Testosteron
T3	Trijodthyronin
T4	Thyroxin
TBG	Thyroxinbindendes Globulin
TES	thoracic endometriosis syndrome
tPA	tissue-type plasminogen activator (Gewebeplasminogenaktivator)
TSH	Thyreoidea stimulierendes Hormon
VLDL	Very low density lipoproteins
WHO	Weltgesundheitsorganisation

Gestagene

CMA	Chlormadinonacetat
CPA	Cyproteronacetat
DNG	Dienogest
DRSP	Drospirenon
DSG	Desogestrel
GSD	Gestoden
LNG	Levonorgestrel
MAG	Megestrolacetat
MPA	Medroyprogesteronacetat
NET	Norethisteron
NETA	Norethisteronacetat
NG	Norgestrel
NGMN	Norelogestromin
TMG	Trimegeston

Inhalt

Allgemeine Hinweise

Bei der Verordnung von oralen hormonalen Kontrazeptiva (OC) sind stets die Leitlinien der DGGG zu beachten.

Mikropillen sind OC mit einer Ethinylestradiol-Dosis $\leq 30\,\mu g$.

Alle Kombinationen mit dem Gestagen Cyproteronacetat (CPA) und Ethinylestradiol (EE) wurden vom BfArM nicht zur hormonalen Kontrazeption, sondern nur als Therapeutika bei Androgenisierungen zugelassen. Diese Hormon-Kombinationen bieten als Nebeneffekt den vollen kontrazeptiven Schutz.

Attribute für das perfekte steroidale orale Kontrazeptivum sind:
- Sicherheit   100 %
- Wirksamkeit   100 %
- Nebenwirkungen   keine
- Steroidbelastung   niedrig
- Andere Probleme   keine

WHO-Einteilung der Körpergewichtsformen nach dem BMI (Quetelet-Index, 1864):

BMI in kg/m^2	Gewichtsbereiche
<19	Untergewicht
19–25	Normgewicht
25–30	Übergewicht
30–35	Adipositas I°
35–40	Adipositas II°
>40	Adipositas III°

$$\text{Body Mass Index} = \frac{\text{Körpergewicht in kg}}{\text{Körperlänge in m}^2}$$

$$\text{Pearl Index} = \frac{\text{Anzahl der ungewollten Schwangerschaften} \times 12 \times 100}{\text{Anzahl der Zyklen}}$$

Modifizierter Pearl Index

$$= \frac{\text{Anzahl der ungewollten Schwangerschaften} \times 13 \times 100}{\text{Anzahl der Zyklen}}$$

Darstellung der Einnahmemodi von OC:

Beispiele:

☐ = 1 Blister einer Mikropille mit 21 – 24 Dragees | 1 | 2 | 3 |

▲ = 7- bis 4-tägige Einnahmepause mit Abbruchblutung

Menstruation (Menorrhö, Menses, Regel, Periodenblutung)

Definition: *lat. MENS, MENSES = Monat, Maß, Mond (Mondkalender = Menstruationskalender 1 Jahr = 13 Mondmonate).*
Die Menstruation setzt als Hormonentzugsblutung nach einem ovulatorischen Zyklus ein. Dieser Blutung sind autolytische Gewebstrümmer, rezeptorhaltige Endometriumlamellen, Vaginalsekret und Zervixschleim beigemischt. Abgestoßen werden die oberen 2/3 der Endometriummukosa, die Funktionalis bis zur Basalis, allerdings niemals vollkommen. Es bleiben immer Inseln der Funktionalis erhalten. Bei der Abstoßung werden Mikrogefäße zerrissen, es kommt zur Blutung und Gewebsnekrose, die durch proteolytische Enzyme autolysiert wird. Jede Menstruation enthält ein Entzündungsexsudat durch Migration von Leukozyten. Proteasen verhindern die Gerinnung. Die Menstruation setzt bei den meisten Frauen (70,6 %) in der Nacht oder den ersten 4 Stunden nach dem Aufstehen ein. Lediglich in 13 % treten die Menses immer innerhalb eines gleichen 3-Stunden-Intervalls am Tag ein. Bei 50 % der Frauen variiert der Beginn über den Tag verteilt (1).
Der *Blutverlust* beträgt ca. 50 ml und schwankt zwischen 20–80 ml (2, 3), für den 3–4 Vorlagen/Tampons pro Tag benötigt werden.
Die *Blutungsdauer* beträgt 3–5, maximal 7 Tage.
Die *Blutungsstärke* kann normal, stark oder schwach sein.
Der Menstruationsverlauf variiert sehr stark. Meist kündigt sich die Menstruation durch eine geringe Blutung an, der am 2. und 3. Tag stärkere Blutungen folgen, die dann schlagartig am 4. oder 5. Tag aufhören, oder es schließt sich über weitere 2 Tage ein bräunliches Schmieren an. Die Menstruation kann mit leichten Beschwerden, aber auch erheblichen Befindlichkeitsstörungen einhergehen. Die Blutung nach einem anovulatorischen Zyklus wird als *Pseudomenstruation* bezeichnet.

Therapie: Die normale Menstruation bedarf keiner Behandlung. Bei Begleitbeschwerden richtet sich die Therapie nach den Symptomen und deren Ursachen. Es kann durchaus sinnvoll und indiziert sein, die Menstruation mit einer Hormontherapie, z. B. im LZ oder mit der LZE von Mikropillen auszuschalten.

Merke: Jede Menstruation mit Abweichungen vom Blutverlust (20–80 ml) und der Blutungsdauer (3–5–7 Tagen) bedarf der Diagnostik und Therapie, um vor allem Anämien und Beeinträchtigungen der Leistungsfähigkeit und Lebensqualität zu vermeiden.

Literatur:

1. Donald JL, Fraser IS, Duncan L, McCarron G. Analysis of the time of day of onset of menstruation. Clin Reprod Fertil 5 (1987) 77–83.
2. Hallberg L, Hogdahl A-M, Nilsson L, Rybo G. Menstrual blood loss – a population study. Acta Obstet Gynecol Scand 45 (1966) 320–351.
3. Cole SK, Billewicz WZ, Thomson AM. Sources of variation in menstrual blood loss. J Obstet Gynaecol Br Cwlth 78 (1971) 933–940.

Biorhythmik

Die Menstruation unterliegt Biorhythmen. Unter Biorhythmen werden die unterschiedlichsten Schwankungen von Körperfunktionen verstanden, die in verschiedenen Perioden durch äußere und innere Faktoren gesteuert werden und meist unter dem Einfluss des Zentralnervensystems stehen. Die Biorhythmik kann sehr unterschiedlich sein. Für den Ovarialzyklus kann die *circadiseptane* über 14 ± 3 Tage, *circavigintane* über 21 ± 3 Tage, *circatringitane* über 30 ± 5 Tage, *saisonale* über 1 Quartal und die *circannuale* über 1 Jahr ± 3 Monate von Bedeutung sein. Die circannuale Rhythmik reflektiert die Licht- und Temperaturabhängigkeit der Biorhythmik. Das Ovar weist einen circatringitanen und einen 84tägigen Rhythmus auf, der durch Stress und den Hell-Dunkel-Wechsel stabilisiert und gestört werden kann. Die biologische Uhr des Ovars kann durch Änderungen des Tag-Nacht-Rhythmus, bei Wechsel des Ortes, der geographischen Breite oder Länge, des Klimas und aber auch durch Krankheiten „verstellt" werden. Biorhythmen können durch endogene Einflüsse: benigne, raumfordernde zerebrale Prozesse, Karzinome, Sarkome, Mischtumoren, hormonaktive Tumore der Hypophyse, Schilddrüse, NNR, des Pankreas und Ovars (einschließlich der Frühstadien) sowie durch ektopes Gewebe und Fieber, aber auch exogene Einflüsse: Drogen, Narko-Analgetika (Morphine, Dipidolor, Dolantin, Fentanyl u. a.), zentral wirksame Analgetika (Tramadol, Tilidin u. a.), Alkohol- und Nikotinabusus, Stress, Licht, Klima u. a. verändert werden. Allerdings unterliegt die circadiane Rhythmik neben endogenen und exogenen Einflüssen einer strengen genetischen Kontrolle.

Menstruations-Mythen

Seit Jahrtausenden, vor allem seitdem sich das Patriarchat immer stärker durchsetzte, ranken sich um die Menstruation die unterschiedlichsten Mythen, die trotz Aufklärung und wissenschaftlicher Erkenntnisse bis in unsere Zeit erhalten geblieben sind und noch immer nachwirken. Die menstruierende Frau galt und gilt auch heute noch als unrein. Bereits im dritten Buch Mose steht geschrieben: „Wenn ein Weib ihres Leibes Blutfluss hat, die soll sieben Tage beiseite getan werden; wer sie anrührt, der wird unrein sein...".

Wissenschaftler des Altertums wie Aristoteles, Hippokrates, Galen und andere erklärten die Menstruation als ein „Überfließen" der zu vollen Blutgefäße. Paracelsius (1566) bezeichnet das „menstruum" als schädliches „Gift". Diese Meinung hat sich bis zum heutigen Tag erhalten. So darf eine menstruierende Frau nicht einkochen und bei der Hausschlachtung zugegen sein, da sonst die Gläser aufgehen und das Fleisch verdirbt. Daher wurde und wird zum Teil auch heute noch der Hausschlachtungstermin nach dem Menstruationskalender der Ehefrau festgelegt.

Erst durch die Mitteilungen von Halban (1901), Fränkel (1903), Hitschmann und Adler, Robert Schröder u. a. zu Beginn des vorigen Jahrhunderts wurden die Zusammenhänge zwischen Ovar, Hormonen und Endometrium aufgeklärt und dargestellt und die Menstruation als Hormonentzugsblutung definiert. Außerdem wurde klargestellt, dass mit der Menstruation lediglich das nicht für eine Implantation genutzte Endometrium abgestoßen wird. Dieser Vorgang ist im Interesse der Fortpflanzung und Arterhaltung notwendig, um den „Boden" für einen neuen Endometriumszyklus vorzubereiten, damit im neuaufgebauten Endometrium die Implantation eines befruchteten Eies möglich wird. Außerdem dient die Menstruation sowohl zur Beseitigung von Bakterien als auch von Spermien aus dem Endometrium und Uteruskavum.

Menstruation – Häufigkeit

Immer wieder interessiert, wie viele Menstruationen für die Reproduktion und das Wohlbefinden einer Frau natürlich und erforderlich sind. Die Ansichten dazu sind breit gefächert und werden und wurden nahezu immer von den Vorstellungen in der jeweiligen Gesellschaft, von der jeweiligen Glaubensrichtung und vor allem von den individuellen Wünschen geprägt. Die Frauen der Steinzeit menstruierten in ihrem Leben durchschnittlich 60-mal. Meist waren sie schwanger oder hatten eine post partum Amenorrhö in Folge des Stillens („Stillamenorrhö"). Die Frauen des Naturvolks der Dogon in Mali erleben nur ca. 100 Menstruationen. Schwangerschaften füllen fast nahezu ein Drittel (29 %) ihres Lebens aus. In über der Hälfte (55 %) der Lebenszeit besteht eine Stillamenorrhö und nur in 15 % ihrer fertilen Phase erleben sie zyklische Menstruationen. Jede Frau in den Industrienationen kann bis zu ca. 500 Menstruationen erleben. Theoretisch sind in den 40 Jahren zwischen Menarche und Menopause sogar 520 und mehr Menstruationen möglich (40 Jahre × 13 Zyklen/Jahr). Die Umfragen in den unterschiedlichsten Ländern (1, 3) ergaben aber, dass ein großer Teil der Frauen sich wesentlich weniger Menstruationen wünscht, besonders wenn die Menstruationen mit Begleiterscheinungen verbunden sind (2).

Literatur:

1. Andrist LC, Hoyt A, Weinstein D, McGibbon C. The need to bleed: Women's attitudes and beliefs about menstrual suppression. J Amer Acad Nurse Practitio 16 (2004) 31–37.
2. Ferrero S, Abbamonte LH, Giordano M, Alessandri F, Anserini P, Remorgida V, Ragni N. What is the desired menstrual frequency of women without menstruation-releated symptoms? Contraception 73 (2006) 537–541.
3. Tonkelaar I den, Oddens BJ: Preferred frequency and characteristics of menstrual bleeding in relation to reproductive status, oral contraceptive use, and hormone replacement therapy. Contraception 59 (1999) 357–362.

Menstruation – Häufigkeitswunsch

Gezielte Umfragen in Deutschland (3, 10) ergaben, dass altersabhängig 1/3 der Frauen auf die Menstruation verzichten möchte, 1/3 lediglich 2 bis 6 Menstruationen pro Jahr wünscht und nur ca. 35 % immer regelmäßig bluten möchte. Als Gründe für weniger Menstruationen wurden die bessere Hygiene, die höhere Lebensqualität, der geringere Blutverlust und von 2/3 der Befragten weniger Begleitbeschwerden angegeben. Die deutschlandweite EMNID-Umfrage 2000 ergab, dass bei Einnahme von OC lediglich 29 % der Frauen eine regelmäßige Abbruchblutung wünschen und 41 % eine dauerhafte Amenorrhö begrüßen würden. Lediglich 25 % der Adoleszentinnen sprachen sich für Menstruationen im Abstand von 4 Wochen aus (9). Inwieweit dabei die bei Jugendlichen beobachtete saisonale Abhängigkeit des Eintritts der Menarche (2) und der Fruchtbarkeit (7) als entwicklungsgeschichtlich vorgegebener Biorhythmus bei noch instabilen Zyklen oder als Umweltfolge durch Ernährung und Hell-Dunkel-Variabilität (5) eine Rolle spielen, kann zur Zeit nicht exakt beurteilt werden.

Erhebungen in den Niederlanden (8), Italien (4), den USA (1) und China (6) führten bei Frauen zwischen 14 und 49 Jahren zu ähnlichen Resultaten.

Nur knapp die Hälfte der Frauen, die frei von den menstruationsabhängigen Symptomen wie Kopfschmerzen, Dysmenorrhö, Hypermenorrhö und/ oder einem PMS lebten, wünschten regelmäßige Blutungen. Altersabhängig sprachen sich die meisten Frauen für weniger Menstruationen im Jahr aus. Von 270 Frauen entschieden sich 28,5 % für eine Amenorrhö und 27,8 % für eine Reduktion der Menstruationsfrequenz. Die jüngeren Frauen zwischen 20 und 29 Jahren plädierten vor allem für die Frequenzreduktion, während Frauen zwischen 40 und 49 Jahren auf die Menstruation ganz verzichten möchten (3).

Literatur:

1. Andrist LC, Hoyt A, Weinstein D, McGibbon C. The need to bleed: Women's attitudes and beliefs about menstrual suppression. J Amer Acad Nurse Practitio 16 (2004) 31–37.
2. Brundtland GH, Liestöl K. Seasonal variations in menarche in Oslo. Ann. Hum Biol 9 (1982) 35–43.
3. Ferrero S, Abbamonte LH, Giordano M, Alessandri F, Anserini P, Remorgida V, Ragni N. What is the desired menstrual frequency of women without menstruation-releated symptoms? Contraception 73(2006) 537–541.

4. Fruzzetti F, Paoletti AM, Lombardo M, Carmignani A, Genazzani AR. Attitudes of Italian women concerning suppression of menstruation with oral contraceptives. Eur J Contracept Reprod health Care 13 (2008) 153–157.
5. Gari J. Reply to "Seasonal appearance and seasonal disappearance of menstrual function". Hum Reprod 19 (2004) 2965.
6. Ng QT, Yuen PM. Preferred frequency of menstruation in Hong Kong Chinese women: characteristics and factors. Asia Pac J Public Health. 20 Suppl (2008) 189–195.
7. Smits LJ, Zielhuis GA, Jongbloet PH, Straatman H. Seasonal variation in human fecundability. Hum Reprod 13 (1998) 3520–3524.
8. Tonkelaar I den, Oddens BJ: Preferred frequency and characteristics of menstrual bleeding in relation to reproductive status, oral contraceptive use, and hormone replacement therapy. Contraception 59 (1999) 357–362.
9. Wiegratz I, Kuhl H. Long-cycle treatment with oral contraceptives. Drugs 64 (2004) 2447–2462.

Kaltenbach-Schema

Stärke der Blutung	Monat					
	-5	-4	-3	-2	-1	aktuell
stark						
normal						
schwach						

Blutungsachse

Zeitachse

Das Kaltenbach-Schema dient der standardisierten Erfassung von Hormon-entzugsblutungen und Blutungsstörungen im normalen Zyklus, Abbruch- und Zusatzblutungen bei der Hormoneinnahme oder Anwendung von OC sowie den damit verbundenen Ereignissen.
Operative Eingriffe und Behandlungsmaßnahmen können mit erfasst werden.
Das Kaltenbach-Schema wird anhand des Menstruationskalenders oder retrospektiv nach Angaben der Patientin von rechts beginnend ausgefüllt. Horizontal werden die Monate und Wochen dargestellt (Zeitachse), wobei rechts mit dem aktuellen Monat (X) begonnen wird und dementsprechend nach links die vorhergehenden Monate (X – 1, X – 2 usw.) folgen. Vier Spalten zwischen je zwei stärkeren senkrechten Strichen sind immer für einen Kalendermonat vorgesehen, unabhängig von der Anzahl der Tage des jeweiligen Kalendermonats. In vertikaler Richtung werden die Blutungen eingetragen (Blutungsachse). Dies geschieht je nach Stärke der Blutungen. Eine normal starke (mittelstarke) Blutung (Eumenorrhö) wird bis zum zweiten Querbalken eingezeichnet und reflektiert einen Verbrauch von 3–5 Vorlagen oder Tampons pro Tag. Darüber hinausgehende Blutungen (Hypermenorrhö, Metrorrhagie) werden bis zur Obergrenze des Kaltenbach-Schemas eingetragen (Verbrauch von mehr als 5 Vorlagen oder Tampons pro Tag). Eine verminderte Blutung (Brachymenorrhö, Hypo-menorrhö) wird nur maximal bis zum ersten Querbalken dokumentiert (Verbrauch von bis zu 2 Vorlagen oder Tampons pro Tag). Schmierblutungen (spottings) werden als Zusatzblutungen jeweils nur flach an der unteren Horizontallinie markiert.
Unter die letzte Menstruation und bei der Übertragung der Daten aus einem Menstruationskalender werden unter die Blutungen die Daten von bis, z. B. 7/11, eingetragen. Bei Angaben aus dem Gedächtnis entfallen diese Eintragungen.
Bei postmenopausalen Frauen wird das Jahr der Menopause vermerkt und danach die auftretenden Blutungen. Ein IUP oder IUS sollte ebenfalls do-

kumentiert werden, ggf. mit einem Querstrich und dem Datum der Einlage vermerkt werden.

Weitere Symbole für operative Eingriffe, Geburten, Schmerzen und Fluor können Anwendung finden:

Symbol	Erklärung
X	aktueller Monat in Zahlen
⊢	OC
⊕	Notfallkontrazeptivum
◯	vaginales Freisetzungssystem
◇	transdermales kontrazeptives Pflaster
⊤	IUP-Einlage, ⊤ —— liegendes IUP
⊡	IUS-Einlage, ⊡ —— liegendes IUS
↓	operativer Eingriff
↑	Geburt
∫	Schmerzen (Schlangenlinien) durch die Blutungen bzw. im Kaltenbach-Schema
···	Fluor (schwarze Punkte auf der Basislinie)

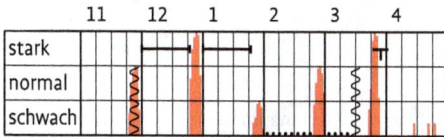

Abb. 1: Beispiel eines ausgefüllten Kaltenbach-Schemas.

Abbruchblutung, planmäßige Blutung

Die übliche Terminologie Periode oder Menses sollte bei Einnahme von OC nicht verwendet und durch die Begriffe „Abbruchblutung" oder „planmäßige Blutung" ersetzt werden. Unter Abbruchblutung wird jede Blutung oder Schmierblutung verstanden, die in den Einnahmepausen unabhängig von der Dauer der Einnahme der OCs erfolgt und bis in die ersten 4 Tage (Tage 1 bis 4) des sich anschließenden Einnahmezyklus andauern kann. Der Begriff „Abbruchblutung" verdeutlicht, dass die Blutung nach Einnahme von Hormonen nicht mit einer Menstruation vergleichbar ist (1, 2).

Literatur:

1. Mishell DR. Jr, Guillebaud J, Westhoff C, Nelson AL, Kaunitz AM, Trussell J, Davis AJ. Recommendations for standardization of data collection and analysis of bleeding in combined hormone contraceptive trials. Contraception 75 (2007) 11–15.
2. Mishell DR. Jr, Guillebaud J, Westhoff C, Nelson AL, Kaunitz AM, Trussell J, Davis AJ. Combined hormonal contraceptive trials: variable data collection and bleeding assessment methodologies influence study outcomes and physician perception. Contraception 75 (2007) 4–10.3

Zyklusstabilität

Unter der „Zyklusstabilität" wird bei Einnahme von OC die regelmäßige Abbruchblutung im einnahmefreien Intervall, der sogenannten Pillen- oder Einnahmepause, und das Eintreten von nur wenigen Zusatzblutungen in Form von Schmierblutungen (spottings) mit einer Dauer bis zu 3 Tagen oder Durchbruchblutungen verstanden. Durch die exogen zugeführten Steroide wird im 28-tägigen natürlichen Ovarialzyklus die Steroidbiosynthese weitestgehend supprimiert. Die genetisch determinierte Rekrutierung der Kohorten der Primordialfollikel wird nicht beeinflusst. Allerdings gelangen dieselben meist ohne weitere Reifeentwicklung und ohne Selektion des dominanten Follikels zur Apoptose. Der Endometriumzyklus wird vor allem durch die Gestagene sehr stark verändert.

Definition von Blutungen und der Referenz-Periode – Konsensus 2005

Referenzintervall: Die Länge des Referenzintervalls zur Zykluskontrolle sollte dem längsten Zyklus, der in der Studie untersucht wird, entsprechen. So sollte z. B. in einem kontrollierten Vergleich von einem Einnahmezeitraum von 28 Tagen der Referenzzeitraum 28 Tage betragen. In Studien jedoch, die einen erweiterten Einnahmezeitraum umfassen, sollte der Referenzzeitraum die volle Länge des erweiterten Zyklus abdecken (z. B. 49, 91, 364 Tage usw.).

Blutung: Nachweis eines Blutverlustes, der die Verwendung von Hygieneartikeln wie Binden, Tampons oder Slipeinlagen erfordert.

Schmierblutung: Nachweis eines geringem Blutverlustes, der keine besonderen hygienischen Schutzmaßnahmen (auch keine Slipeinlagen) erfordert.

Blutungs- oder Schmierblutungsepisode: Blutungs- oder Schmierblutungstage, denen 2 blutungs- oder schmierblutungsfreie Tage vorausgehen und folgen.

Planmäßige Blutung und Abbruchblutung: Der Gebrauch der üblichen Terminologie (Periode oder Menses) sollte in Hinblick auf die Einnahme von OCs abgeschafft und durch die Begriffe „Planmäßige Blutung" oder „Abbruchblutung", d. h. jede Blutung oder Schmierblutung, die in den hormonfreien Abschnitten unabhängig von der Dauer der Einnahme erfolgt und bis in die ersten 4 Tage (Tage 1 bis 4) des sich anschließenden Einnahmezyklus der OC-Therapie andauern kann, ersetzt werden. Der Begriff „Planmäßige Blutung" soll der Frau verdeutlichen, dass ihre Blutung unter Einnahme von Hormonen nicht dieselbe wie bei der Menstruation ist.

Unplanmäßige (zusätzliche) Blutung und unplanmäßige (zusätzliche) Schmierblutung: Der Gebrauch der Begriffe „Durchbruchblutung" und „Durchbruchschmierblutung" sollte zugunsten der Begriffe „Unplanmäßige Blutung" (Zusatzblutung) oder „Unplanmäßige Schmierblutung" (Zusatzschmierblutung) abgeschafft werden.

Unplanmäßige (zusätzliche) Blutung: Jede Blutung, die während der Einnahme von wirksamen Hormonen erfolgt, unabhängig von der Dauer der Einnahme.

Unplanmäßige (zusätzliche) Schmierblutung: Jede Schmierblutung, die während der Einnahme von wirksamen Hormonen erfolgt, unabhängig von der Dauer der Einnahme.

Es gibt zwei Ausnahmen: Blutungen/Schmierblutungen, die in einem hormonfreien Zeitraum beginnen und in den Tagen 1 bis 4 des folgenden Einnahmezyklus andauern, gelten nicht als „unplanmäßig".
Blutungen/Schmierblutungen, über die in den Tagen 1 bis 7 des ersten Einnahmezyklus einer Studienmedikation berichtet werden, gelten nicht als „unplanmäßig".

Amenorrhoe: Der Gebrauch des Begriffs „Amenorrhoe" sollte im Zusammenhang mit der Anwendung von OC abgeschafft und durch den Begriff „Abwesenheit jeglicher Blutung und Schmierblutung" ersetzt werden.

Unplanmäßige Blutungen sind nicht vorgesehene, *zusätzlich* auftretende Blutungen, d. h. *Zusatzblutungen.* Diese Zusatzblutungen können entsprechend des Sprachverständnisses daher auch nicht als Zwischenblutungen deklariert werden, sondern nur als Zusatzblutungen.

Literatur:

1. Mishell DR. Jr, Guillebaud J, Westhoff C, Nelson AL, Kaunitz AM, Trussell J, Davis AJ. Recommendations for standardization of data collection and analysis of bleeding in combined hormone contraceptive trials. Contraception 75 (2007) 11–15.
2. Mishell DR. Jr, Guillebaud J, Westhoff C, Nelson AL, Kaunitz AM, Trussell J, Davis AJ. Combined hormonal contraceptive trials: variable data collection and bleeding assessment methodologies influence study outcomes and physician perception. Contraception 75 (2007) 4–10.

Zusatzblutungen

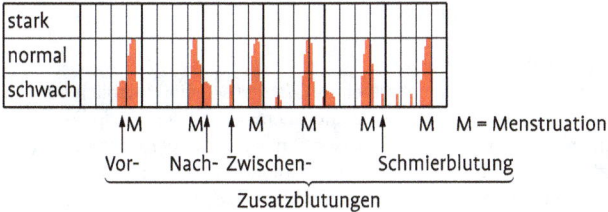

Als *Zusatzblutungen* werden alle zusätzlich zur normalen Menstruation auftretende Blutungen bezeichnet. Das sind alle Blutungen, die im Verlaufe eines Zyklus unabhängig von seinem Tempo, also bei der Eumenorrhö, Polymenorrhö oder Oligomenorrhö nach der Menstruation festgestellt werden. Da die Dauer der Menstruation mit 7 Tagen, die der Menorrhagie mit 10 Tagen festgelegt ist, sind bei einem 28-tägigen Zyklus alle Blutungen vom 8.–28., respektive 11.–28. Zyklustag Zusatzblutungen.

Zusatzblutungen sind die häufigste Blutungsstörung. Sie treten bei allen Frauen in den unterschiedlichsten Lebensphasen in unterschiedlicher Häufigkeit, Dauer und Stärke auf.

Stärke und *Dauer* der Zusatzblutungen können sehr variabel sein. Der sogenannte Tropfen Blut im Slip zählt genauso zu den Zusatzblutungen wie eine Blutung bei der Hygienemittel (Vorlagen, Tampons) verwendet werden. Allerdings übersteigt die Stärke der Zusatzblutungen niemals im Kaltenbach-Schema den als schwach bezeichneten Bereich. Die Dauer der einzelnen Zusatzblutungen schwankt zwischen 1 bis maximal 7 Tagen ohne Pause. Fast immer sind zwischen den Zusatzblutungen kleine oder längere Pausen, die sich über Stunden oder Tage erstrecken können, zwischengeschaltet.

Nach der *Ursache* unterscheidet man funktionell bedingte (hormonale, dyshormonale, dysfunktionelle) und organisch bedingte Zusatzblutungen. Beide Formen können sowohl in ovulatorischen als auch anovulatorischen Zyklen vorkommen.

Nach dem Rhythmus des Auftretens können Zusatzblutungen in *zyklisch* auftretende, periodisch von Zyklus zu Zyklus in gleicher Stärke und Dauer in nahezu regelmäßigen Abständen wiederkehrende Zusatzblutungen und *azyklische* Zusatzblutungen, die sich nicht regelmäßig, sondern unregelmäßig in unterschiedlicher Stärke und Dauer einstellen, unterschieden werden. Während die zyklischen Zusatzblutungen auf hormonale (dyshormonale, dysfunktionelle) Ursachen hinweisen, sind die azyklischen Zusatzblutungen fast immer organisch bedingt. Diese Hypothese ist gültig und anwendbar:

- bei zyklischer Einnahme von OC,
- im LZ mit OC,
- bei der LZE von OC,
- bei kontinuierlicher Einnahme eines Gestagens – einschließlich bei Einnahme des estrogenfreien Ovulationshemmers, einer Minipille (luteal supplementation) oder bei einer Hormontherapie in der Postmenopause.

Zusatzblutungen bei Einnahme von Hormonen (Estrogen-Gestagen-Kombinationen) können sowohl auf der abnormen Angiogenese mit verstärkter Gefäßbrüchigkeit bei zunehmender Enzymaktivität im Gewebe durch exogen verabreichte Gestagene, die über einen beeinträchtigten Hämostasemechanismus lokalisiert in den oberflächlichen Schichten des Endometriums zu einem Gewebszusammenbruch führen können, als auch durch organische Ursachen, die am Endometrium über einen ähnlichen Mechanismus ausgelöst werden, bedingt sein.

Schmierblutungen (spottings)

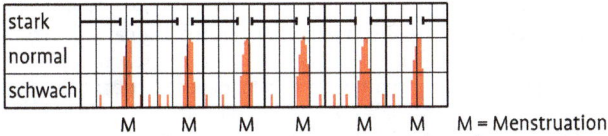

M = Menstruation

Schmierblutungen (spottings) sind minimale, sehr schwache und geringe Blutungen, für die irgendein sanitärer Schutz einschließlich der Slipeinlagen nicht benötigt wird (1).
Eine Behandlung ist meist nicht erforderlich. Allerdings sollten bei wiederkehrenden Schmierblutungen (spottings) immer organische Ursachen ausgeschlossen werden.

Literatur:

1. Belsey EM, Machin D, d'Arcangues C. The analysis of vaginal bleeding patterns induced by fertility regulating methods. World Health Organization Special Programme of Research, Development and Research Training in Human Reproduction. Contraception. 34 (1986) 253–260.

Einnahmemodi oraler hormonaler Kontrazeptiva

Orale hormonale Kontrazeptiva (OC) können je nach Wunsch, Notwendigkeit und medizinischen Indikation angepasst an den normalen Menstruationszyklus pro Jahr zyklisch mit 13 oder im Langzyklus (LZ) mit lediglich 6 bis 2 jeweils 4- bis 7-tägigen Pausen eingenommen werden. Die Langzeiteinnahme (LZE) über Monate oder Jahre ist ebenfalls möglich bzw. sie kann mitunter erforderlich sein. Je nach Anwendungsmodus und in Abhängigkeit von der angewendeten Mikropille sowie deren Gestagen treten in den 4- bis 7-tägigen einnahmefreien Intervallen die Abbruchblutungen ein oder bleiben aus (silent menstruation).

Generell wird zwischen

- der konventionellen **zyklischen Einnahme**,
- dem **Langzyklus** und
- der **Langzeiteinnahme (-anwendung)**

unterschieden.

Konventionelle zyklische Einnahme: Die Einnahme der OC erfolgt angepasst an den 28-tägigen Menstruationszyklus 13-mal im Jahr über 21 bis 26 Tage mit einer anschließenden 7- bis 2-tägigen Einnahmepause, in der die Abbruchblutungen meist am 2. oder 3. Tag nach Einnahme des letzten Dragees oder der letzten Filmtablette einsetzen. Neustarterinnen beginnen am 1. Zyklustag (1. Tag der Menstruation) mit der Einnahme, wodurch lediglich der 1. Einnahmezyklus um 3–5 Tage verkürzt ist.

Merke: Das dynamisch zyklusadaptierte Stufenpräparat mit Estradiolvalerat und Dienogest ist zum LZ und zur LZE nicht vorgesehen.

Langzyklus – Langzeiteinnahme

Entwicklung

Die Idee, Hormone – speziell Gestagenen – nicht zyklisch, sondern in Form des Langzyklus oder als Langzeiteinnahme einzunehmen, ist älter als die Pille und wurde schon von Haberlandt (3), Makepeace et al. (6) u. a. propagiert. Der LZ und die LZE von OC wurde seit der ersten Zulassung der Pille in den USA zur Kontrazeption 1959 durch die FDA weltweit in den unterschiedlichsten Formen von einzelnen Anwenderinnen mit und ohne Wissen der betreuenden Frauenärzte zur Kontrazeption mit dem Ziel praktiziert, Abbruchblutungen zu vermeiden oder aber indiziert von Frauenärzten zur Therapie von Menstruationsstörungen (Dysmenorrhö oder Menorrhagie) und gynäkologischen Erkrankungen (Endometriose, PCOS u. a.) verordnet. Außerdem sollten mit einer therapeutischen Amenorrhö auch zahlreiche medizinische Probleme mit gelöst werden. Loudon et al. (5) berichteten über eine willkommene Reduktion der „Menstruation" mit dem LZ über 84/7 Tage anlässlich einer nicht randomisierten Studie. Für dieses sinnvolle Konzept der OC-Einnahme bestand damals keine Chance, da man neben der zu hohen Steroidbelastung durch die zu dieser Zeit noch wesentlich höher dosierten OCs vor allem eine starke Zunahme des Thromboembolierisikos befürchtete. In Deutschland empfahl Prinz (7) zur Reduktion der Menstruation einen 6-monatigen Zyklus mit 2 Blutungen pro Jahr und prägte dafür den Begriff des „Distanz-Zyklus". Die erste kontrollierte Studie, LZ versus konventionelle zyklische OC Einnahme, wurde 1993 veröffentlicht (2) und die erste randomisierte Untersuchung wurde 1995 publiziert (3).

Hommel et al. (4) berichteten über ihre Erfahrungen mit unterschiedlichen Langzyklen zur Vermeidung der Abbruchblutung. Bei der Entscheidung für den LZ spielten die Attribute für das „perfekte" langwirksame steroidale orale Kontrazeptivum mit eine Rolle.

Im September 2003 wurde von der FDA Seasonale® mit 84 Dragees zur Kontrazeption als LZ-Präparat zugelassen, im Mai 2007 folgte mit Lybrel® das erste OC für die pausenfreie LZE.

Obwohl OC sowohl für den LZ als auch die LZE zur Kontrazeption und indiziert bei gynäkologischen und nicht-gynäkologischen Grundleiden seit Jahrzehnten verordnet werden, ist vom BfArM bisher noch kein OC für diese Anwendungsformen zugelassen worden. Die Verordnung erfolgt nach wie vor im Rahmen der ärztlichen Therapiefreiheit.

Literatur:

1. Cachrimanidou AV, Hellberg D, Nilsson S, Waldenström U, Olsson SE, Sikström B: Long interval treatment regimen with a desogestrel-containing oral contraceptive. Contraception 48 (1993) 205–216.
2. Coutinho EM, O'Dwyer E, Barbosa IC, Gu ZP, Shaaban MM, Aboul-Oyoon M, Abdel Aleem H. Comparative study on intermittent versus continuous use of contraceptive pill administered by vaginal route. Contraception 51 (1995) 355–358.
3. Haberlandt L. Die hormonale Sterlisierung des weiblichen Organismus. Monatsschr. Geburtsh. Gynäkol. 87 (1931) 320–332.
4. Hommel HH, Zimmermann T, Feldmann HU: Kontrazeptive Langzyklus-Behandlung: ist die allmonatliche Abbruchblutung eigentlich notwendig? gyne 22 (2001) 153–158.
5. Loudon B, Foxwell M, Potts DM, Guild AL, Short RV. Acceptability of an oral contraceptive that reduces the frequency of menstruation: the tri-cycle pill regimen. Br med J 2 (1977) 487–490.
6. Makepeace AW, Weinstein GL, Friedman MH. The effect of progestin and progesterone on ovulation in the rabbit. Am J Physiol. 119 (1937) 512–516
7. Prinz W. Zwei „Monatsblutungen" pro Jahr sind genug. gyne 5 (1983) 38.

Langzyklus – Definition

Beim LZ wird die Einnahme der Mikropille über 21–24 Tage hinaus verlängert und entsprechend des Begriffes Zyklus werden in einem Kalenderjahr wenigstens zwei oder mehrere Einnahmezyklen möglich. An die ununterbrochene OC-Einnahme aus 2 bis 9 Blistern (Abb. 2), d. h. nach 42 bis 189 Dragees/Filmtabletten schließt sich erst die 7-tägige einnahmefreie Pause an, in der zwischen dem 2. und 5. Tag die Abbruchblutung eintritt. Je nach gewähltem Modus, der immer individuell variiert werden kann, sind pro Kalenderjahr nur noch 6- bis 2-mal Abbruchblutungen zu erwarten. Je länger der LZ wird, umso größer ist die Wahrscheinlichkeit, dass die Abbruchblutung in der Pause ausbleibt (Abwesenheit jeglicher Blutung, „silent menstruation" = stumme Menstruation).

Favorisiert wird weltweit der LZ aus 4 Blistern (Zykluspackungen) mit einer 84-tägigen Einnahme, seltener die 63-tägige Applikation, und nachfolgendem 7-tägigen einnahmefreien Intervall. Die 84-tägige Anwendung hat den Vorteil, dass anstelle von 13 nur noch 4 Abbruchblutungen im Jahr einsetzen.

Zyklische Einnahme: 13 Abbruchblutungen im Jahr

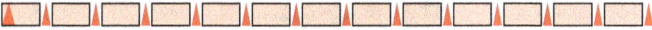

Langzyklus 42/7 Tage: 7 Abbruchblutungen im Jahr

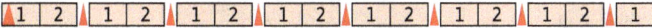

Langzyklus 63/7 Tage: 5 Abbruchblutungen im Jahr

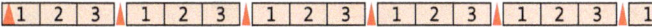

Langzyklus 84/7 Tage: 4 Abbruchblutungen im Jahr

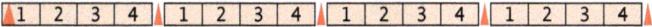

Langzyklus 126/7 Tage: 3 Abbruchblutungen im Jahr

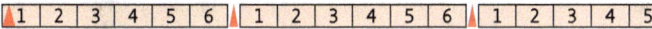

Langzyklus 189/7 Tage: 2 Abbruchblutungen im Jahr

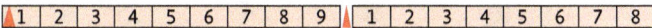

Langzeiteinnahme:

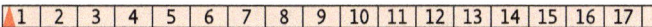

Abb. 2: Mögliche Varianten der OC Einnahme: zyklisch, Langzyklus und Langzeiteinnahme.

Saisonaler Langzyklus

Der LZ kann angepasst an eine Jahreszeit, eine biologisch vorgegebene Saison oder ein willkürlich gewähltes Quartal praktiziert werden. Dabei wird besonders der 84-tägige Einnahmemodus mit anschließender 4- bis 7-tägiger Pause, seltener der 63/7-tägige Rhythmus angewendet. Mit diesem saisonalen Langzyklus können die saisonal- oder quartalsbedingten zyklischen Schwankungen, die meist durch Biorhythmen bedingt sind, ausgeglichen werden.

Individueller Langzyklus

Je nach den Erfordernissen, dem Wunsch der Anwenderin oder der medizinischen Indikation, können der LZ oder die LZE immer individuell gestaltet werden. Voraussetzung ist die Einnahme von mehr als 21 Dragee/Filmtabletten. Die Länge des individuellen LZ kann beliebig variiert werden. So ist z. B. nach der Einnahme von 84 Dragees/Filmtabletten mit anschließender Pause die nachfolgende Einnahme von 56 oder 28 Dragees/Filmtabletten und anschließend wieder von mehr OC möglich. Entsprechend der spezifischen biologisch-medizinischen und individuellen Bedürfnisse der Anwenderin kann die 7-tägige Einnahmepause mit der Abbruchblutung nach einer beliebig langen regelmäßigen Einnahme von OC eingelegt werden, ohne dass alle OC aus dem gerade in Anwendung befindlichem Blister eingenommen werden. Wichtig ist, dass die **Einnahmepause nie 7 Tage überschreitet**, unabhängig davon, ob sich die Abbruchblutung in der Pause einstellt oder ausbleibt (Abwesenheit jeglicher Blutung, „silent menstruation" = stumme Menstruation).

Langzeiteinnahme – Definition

Bei der LZE legen die Anwenderin und der behandelnde Arzt gemeinsam fest, wie lange die Einnahme der OC ohne Pause erfolgen soll. Erfahrungen liegen mit einjähriger, aber auch mit längerer Einnahme vor. Besonders bei Zyklusstörungen, zyklusabhängigen gynäkologischen oder zyklusabhängigen Grunderkrankungen und Situationen, bei denen keine Abbruchblutungen erwünscht sind, kann die individuelle LZE über Jahre indiziert sein.

Mikropillen für den Langzyklus und die Langzeiteinnahme

Mikropillen sind OC vom Kombinationstyp, sogenannte Einphasenpräparate, mit gleicher Estrogen- und Gestagendosis pro OC. Die EE-Dosis sollte $\leq 30\,\mu g$ (15–30 µg) liegen, wobei im LZ meist die Dosis von 20 µg bevorzugt wird. Alle Gestagene, die in OC enthalten sind, können im LZ verordnet werden, wobei die Gestagendosis in Abhängigkeit vom eingesetzten Gestagen – CMA, DNG, DRSP, DSG, GSD, LNG, NET, zusätzlich in den USA: NETA, NG, TMG – variieren kann.

Für die Auswahl des betreffenden Gestagens sind dessen partielle Wirkungen, die Verträglichkeit und die Indikation von Bedeutung. Die Eliminationshalbwertzeit der Gestagene ist für die Anwendung im LZ oder bei der LZE nicht entscheidend, allerdings kann sie sich auf das Einsetzen der Abbruchblutung im einnahmefreien Intervall auswirken. So wurden bei Gestagenen mit einer kurzen Halbwertszeit, z. B. für DNG (2) häufiger regelmäßige Abbruchblutungen beobachtet als dies mit LNG-haltigen OC der Fall war (1).

Tab. 1: Mikropillen zur Anwendung im LZ oder der LZE

20 µg Ethinylestradiol	Gestagen	30 µg Ethinylestradiol	Gestagen
aida	DRSP	Balanca	CMA
Desmin 20	DSG	Belara	CMA
Eve 20	NET	Bellissima	CMA
illina	LNG	Conceplan M	NET
Lamuna 20	DSG	Desmin 30	DSG
Leios	LNG	Enriqa (**Lactose frei**)	CMA
Leona HEXAL	LNG	eufem	CMA
Lovelle	DSG	Femigoa	LNG
Minisiton 20 fem	LNG	Femigyne – ratiopharm	LNG
Miranova	LNG	Femovan	GSD
Yasminelle	DRSP	Lamuna 30	DSG
Yaz	DRSP	Marvelon	DSG
Microgynon	LNG	Minette	CMA
		Minisiston	LNG
		Minulet	GSD
		MonoStep	LNG
		MonoHexal	CMA
		Petibelle	DRSP
		Valette	DNG
		Verana-ratiopharm	CMA
		Yasmin	DRSP

Literatur:

1. Miller L, Notter K. Menstrual reduction with extended use of combination oral contraceptives pills: randomized controlled trial. Obstet Gynecol 98 (2001) 771–778.
2. Zimmermann T. Pille im Langzyklus-Regime – medizinische Indikationen und bisherige Erfahrungen, Vortrag, 7. Strasbourger Endokrinologie-Tag des Landesverband Baden-Württemberg des Berufsverbandes der Frauenärzte e.V., Strasbourg, 9. 10. 2004.

Kumulation im Langzyklus und bei Langzeiteinnahme

Im LZ 84/7 Tage werden pro Jahr 63 Dragees/Filmtabletten mehr eingenommen als bei der konventionellen zyklischen OC-Anwendung über 21/7 Tage. Dieses Mehr an Einnahmetagen führt zu einer erhöhten Gesamtsteroiddosis. Dieselbe ist noch größer bei der LZE ohne Pause, bei der pro Jahr an 365 Tagen ein Dragee/eine Filmtablette eingenommen wird. Bei der LZE werden 28 Dragees/Filmtabletten mehr als im LZ 84/7 Tage und 91 Dragees/Filmtabletten mehr als bei der konventionellen zyklischen 21/7 Tage OC-Einnahme benötigt.

Alle Steroidhormone kumulieren bei wiederholter Einnahme unterschiedlich stark in Abhängigkeit vom Gestagen, dessen Dosis, der Wechselwirkung zum EE und der EE-Dosis sowie dem BMI. Für LNG wird bei der konventionellen zyklischen OC-Einnahme nach 11 Tagen das steady state erreicht, wobei LNG etwa um den Faktor 3 akkumuliert. Allerdings bestand für das steady state keine Differenz zwischen dem 1. und 3. Einnahmezyklus (1), so dass keine weitere Akkumulation bei einer LZE zu erwarten ist. Für die LZE des OC Lybrel® (EE 20 µg, LNG 90 µg) wird das steady state ungefähr nach 14 Tagen erreicht, wobei bis zum 28. Tag der OC-Einnahme keine weitere Akkumulation erfolgt (2). Für DNG wurde nur eine minimale Kumulation zwischen dem 1. und 21. Einnahmetag registriert. Das staedy state hatte sich wesentlich schneller eingestellt, als dies für Gestagene mit längerer Halbwertszeit bekannt ist (3). Es sollten daher im LZ und bei der LZE prinzipiell Mikropillen mit der niedrigsten möglichen Dosis für die sichere Kontrazeption bzw. die betreffende medizinische Indikation ausgewählt werden.

Literatur:

1. Endrikat J, Blode H, Gerlinger C, Rosenbaum P, Kuhnz W. A pharmacokinetic study with a low-dose oral contraceptive containing 20 microg ethinylestradiol plus 100 microg levonorgestrel. Eur J Contracept Reprod Health Care. 7 (2002) 79–90.
2. Jensen TJ. A continous regimen of levonorgestrel/ethinylestradiol for contraception in elimination of menstruation. Drug Today 44 (2008) 183–195.
3. Kuhl H, Moore C. Expert report on the clinical documentation for the applicationfor drug marketing approval of Celimona® Jenapharm 28. May 2001.

Adoleszenz – Langzyklus – Langzeiteinnahme

Als Adoleszenz wird das Übergangsstadium von der Pubertät hin zum vollen Erwachsensein bezeichnet. Es ist der Zeitabschnitt der biologischen und emotionalen Reifung, der sich bei Mädchen von dem 12. bis zum 20. Lebensjahr erstreckt. Im Gegensatz dazu definiert die WHO die Adoleszenz als die Periode des Lebens zwischen 10 und 20 Jahren. Adoleszentinnen kann die OC-Einnahme im LZ oder als LZE zur Kontrazeption oder Behandlung gynäkologischer Grundleiden unter Beachtung der Rechtslage auch vor Vollendung des 18. Lebensjahres empfohlen werden. In den bisherigen Studien, in die auch Adoleszentinnen eingeschlossen worden waren, konnte gezeigt werden, dass der LZ mit potentiellen Nutzen einhergeht: Reduktion der sonst üblichen 13 Abbruchblutungen auf 6 oder weniger, der Blutungstage, der Dysmenorrhö und der menstruationsbedingten Beschwerden. Außerdem sind OC sowohl im LZ als auch bei der LZE für Adoleszentinnen wesentlich sicherer und effektiver, ohne dass sie negative Effekte am Endometrium entfalten (2). Jugendlichen wird mit dem LZ die Möglichkeit geboten, die Menstruation aus gesundheitlichen oder persönlichen Gründen zu unterdrücken oder zu verringern. Dazu werden häufig in den ersten 2–3 Jahren nach der Menarche temporär Langzyklen im Rhythmus 42/7 praktiziert und bei guter Verträglichkeit wird nach $^1/_2$ oder 1 Jahr zu dem LZ 84/7 Tage gewechselt. Adoleszentinnen sollten immer zu diesen Möglichkeiten der OC-Einnahme beraten werden (2, 3). Nach einer Umfrage der North American Society for Pediatric and Adolescent Gynecology verschreiben 90% der befragten Pädiater und Gynäkologen OC zur LZ-Anwendung für Adoleszentinnen, wobei 1/3 der Befragten angaben, dass mehr als 10% der Verschreibungen für die LZ-Anwendung erfolgen (1).

Literatur:

1. Gerschultz KL, Sucato GS, Hennon TR, Murray PJ, Gold MA. Extended cycling of combined hormonal contraceptives in adolescents: physician views and prescribing practices. J Adolesc Health. 40 (2007) 151–157.
2. Gold MA, Duffy K. Extended cycling or continuous use of hormonal contraceptives for female adolescents. Curr Opin Obstet Gynecol. 21 (2009) 407–411.
3. Omar H, Kives S, Allen L. Extended use of the oral contraceptive pill – is it acceptable option for adolescent? J Pediatr Adolesc Gynecol 18 (2005) 285–288.

Kontrazeptive Sicherheit

Mit den verschiedenen Varianten des LZ und der LZE wird die hohe kontrazeptive Sicherheit der Mikropillen weiter erhöht (4), weil meist eine bessere Compliance besteht als bei der konventionellen zyklischen OC-Einnahme im Rhythmus von 21–26/7–2 Tage.

Der PI wurde für unterschiedliche Langzyklen zwischen 0,0 (4, 7, 8, 11) und 2,78 (5) ermittelt, wobei für 18- bis 35-jährige im 84/7 LZ ein PI von 1,73 errechnet wurde. Die Schwangerschaften wurden während der Einnahme und bis zum 14. Tag nach dem Absetzen der OCs erfasst (5). Die PIs waren in den meisten vergleichenden Studien nach LZ-Anwendung ähnlich oder kleiner (2, 4) als nach konventioneller zyklischer OC-Einnahme.

Für die LZE mit Lybrel® ergab sich in der Nord-Amerika Studie ein PI von 1,60 (1, 9), der vor allem auf schwerwiegenden methodischen Fehlern bei der LZE (PI 1,26) beruhte. Die echten Versager ergaben einen PI von 0,34. In der randomisierten europäischen Vergleichsstudie wurde bei gleicher Methodik und Einnahme des gleichen OC lediglich eine Gravidität bei der Kontrolle 14 Tage nach dem Absetzen registriert, PI 0,47 (9). Die Aussagen zum PI werden relativiert, da nicht alle PIs für ein Jahr sondern teilweise für kürzere Einnahmedauern ermittelt wurden. Aussagefähig, ob perfekt oder typisch, sind lediglich PIs nach einjähriger OC-Einnahme von mindestens 100 Frauen.

Im LZ und bei der LZE wird die Gonadotropin-abhängige Ovarialfunktion ausgeprägter (12), vor allem länger supprimiert, wobei FSH, LH und Inhibin B auf Basiswerte reduziert werden, besonders wenn in der 7-tägigen Pause täglich 10 µg EE eingenommen werden (10, 13). Das Ovarvolumen wird kleiner und die Follikel werden weniger (6). Weniger Follikel > 4 mm und kein dominanter Follikel entwickelten sich während der LZE im Vergleich zur konventionellen zyklischen OC-Anwendung. Alle dominanten Follikel beginnen ihre Entwicklung im einnahmefreien Intervall (3). Daher profitieren von diesen Regimen vor allem Frauen, die nicht immer regelmäßig die OC einnehmen, und Patientinnen, die mit Pharmaka behandelt werden, die die Effektivität der OC herabsetzen können (14). Obwohl die möglichen Folgen von Anwendungsfehlern, das Vergessen von einem oder wiederholt einem OC, die verlängerte Einnahmepause von mehr als 7 Tagen und vorzeitigen Abbruchblutungen, durch die verschiedenen Varianten des LZ oder die LZE relativiert und reduziert werden, können durch gravierende Einnahmefehler unerwünschte Schwangerschaften eintreten. Das Risiko einer ungewollten Schwangerschaft ist nur dann erhöht, wenn die Anwendungsfehler in einem nahen zeitlichen Zusammenhang zur 7-tägigen Einnahmepause oder zu Arzneimittelinteraktionen stehen, da im 7-tägigen einnahmefreien Intervall nachweisbar die Follikelreifung beginnt, die sich auch an den ersten Tagen der erneuten OC-Einnahme fortsetzt. Jede Verlängerung des einnahmefreien Intervalls über 7 Tage hinaus erhöht somit das Risiko einer ungewollten Schwangerschaft. Kommt es im LZ vor einer geplanten Einnahmepause zu einem Anwendungsfehler, so sollte diese Einnahmepause nicht eingeschaltet werden und nach Möglichkeit dieselbe um wenigstens 10, besser 21 Tage verschoben werden. Jede Verkürzung des einnahmefreien und damit hormonfreien Intervalls auf 5 oder weniger Tage erhöht den kontrazeptiven Schutz sowohl bei der konventionellen zyklischen OC-Einnahme als auch im LZ, da es dann kaum noch zur Follikelreifung kommt.

Beim einmaligen Vergessen eines Dragees/einer Filmtablette, dem einmaligen Erbrechen wenige Stunden nach der Einnahme oder einem vorübergehenden starken Durchfall ergeben sich meist keine weiteren Konsequenzen.

Literatur:

1. Archer DF, Jensen JT, Johnson JV, Barista H, Grubb GS, Constantine GD. Evaluation of a continuous regimen of levonorgestrel/ethinyl estradiol: phase 3 study results. Contraception. 74 (2006) 439–445.
2. Anderson FD, Hait H, the Seasonal-301 Study Group. A multicenter, randomized study of an extended cycle oral contraceptive. Contraception 68 (2003) 89–96.
3. Birtch RL, Olatunbosun OA, Pierson RA. Ovarian follicular dynamics during conventional versus continuous contraceptive use. Contraception 73 (2006) 235–243.
4. Coutinho EM, O'Dwyer E, Barbosa IC, Gu ZP, Shaaban MM, Aboul-Oyoon M, Abdel Aleem H. Comparative study on intermittent versus continuous use of contraceptive pill administered by vaginal route. Contraception 51 (1995) 355–358.
5. Kroll R, Reape KZ, Margolis M. The efficacy and safety of a low-dose, 91-day, extended-regimen oral contraceptive with continuous ethinyl estradiol. Contraception. 81 (2010) 41–48.
6. Legro RS, Pauli JG, Kunselman AR, Meadows JW, Kesner JS, Zaino RJ, Demers LM, Gnatuk CL, Dodson WC. Effect of continuous versus cyclic oral contraception: a randomized controlled trial. J Clin Endocrinol Metab 93 (2008) 420–429.
7. Miller L, Hughes JP. Continuous combination oral contraceptive pills to eliminate withdrawal bleeding: a randomized trial. Obstet Gynecol. 101 (2003) 653–661.
8. Miller L, Notter KM. Menstrual reduction with extended use of combination oral contraceptive pills: randomized controlled trial. Obstet Gynecol. 98 (2001) 771–778.

9. Jensen TJ. A continous regimen of levonorgestrel/ethinylestradiol for contraception in elimination of menstruation. Drug Today 44 (2008) 183–195.
10. Kuehl TJ, Speikermann AM, Willis SA, Coffee A, Sulak PJ. Pituitary-ovarian hormone levels and symptoms in oral contraceptive users: comparison of a 21/7-day and extended regimen. J Reprod Med. 53 (2008) 266–270.
11. Kwiecien M, Edelman A, Nichols MD, Jensen JT. Bleeding patterns and patient acceptability of standard or continuos dosing regimens of a low-dose oral contraceptive: a randomized trial. Contraception. 67 (2003) 9–13.
12. Schwartz JL, Creinin MD, Pymar HC, Reid L. Predicting risk of ovulation in new start oral contraceptive users. Obstet Gynecol 99 (2002) 177–182.
13. Vandever MA, Kuehl TJ, Sulak PJ, Witt I, Coffee A, Wincek TJ, Reape KZ. Evaluation of pituitary-ovarian axis suppression with three oral contraceptive regimens. Contraception. 77 (2008) 162–170.
14. Wiegratz I, Kissler S, Kuhl H, Kaufmann M. Extended and continuous use of hormonal contraceptives to reduce menstruation. Womens Health (Lond Engl). 2 (2006) 705–716.

Compliance

Die Compliance, gemessen an der Zahl der zu spät eingenommenen oder vergessenen OC, ergab keine Unterschiede für die konventionelle zyklische OC-Einnahme und die LZ-Anwendung (5). Es wurden aber bei der konventionellen zyklischen OC-Einnahme im Vergleich zur LZE signifikant mehr Einnahmefehler registriert (4). Mit dem LZ 84/7 Tage wurde im Rahmen einer randomisierten Multicenter-Studie eine höhere Compliance registriert als nach der konventionellen zyklischen OC-Einnahme (1). Die Compliance mit unterschiedlichen Langzyklen mit CMA-haltigen OC betrug weit über 80% (2). Die Compliance kann wesentlich verbessert werden, wenn die Anwenderinnen rechtzeitig über die möglichen unplanmäßigen, d. h. Zusatzblutungen im LZ und bei LZE aufgeklärt werden (3). Der offene Dialog über individuelle Nutzen und die Risiken zwischen der Anwenderin und dem Arzt wirkt sich auf die Compliance, aber auch auf die Akzeptanz positiv aus.

Literatur:

1. Anderson FD, Hait H. The Seasonale-301 Study Group. A multicenter, randomized study of an extended cycle oral contraceptive. Contraception 68 (2003) 89–69.
2. Göretzlehner G, Waldmann-Rex S, Heskamp ML. Langzyklus mit einer CMA-haltigen Mikropille: Erfahrungen bei 625 Patientinnen. J Gynäkol Endokrinol 19 (2009) 48–53.
3. Hickey M, Agarwal S. Unscheduled bleeding in combined oral contraceptive users: focus on extended-cycle and continuous-use regimens. J Fam Plann Reprod Health Care. 35 (2009) 245–248.
4. Miller L, Hughes JP. Continuous combination oral contraceptive pills to eliminate withdrawal bleeding: a randomised trial. Obstet Gynecol 101 (2003) 653–661.
5. Miller L, Notter K. Menstrual reduction with extended use of combination oral contraceptives pills: randomized controlled trial. Obstet Gynecol 98 (2001) 771–778.

Nebenwirkungen

Die Nebenwirkungen im LZ und bei LZE unterscheiden sich nicht grundsätzlich von denselben bei der konventionellen zyklischen OC-Einnahme. Bisher gibt es keine Hinweise darauf, dass es durch den LZ oder die LZE häufiger zu Nebenwirkungen kommt als durch die konventionelle zyklische OC-Einnahme (1).

Alle mit der Menstruation auftretenden Beschwerden, wie Dysmenorrhö, Menorrhagie, Hypermenorrhö, Migräne, Müdigkeit, Aszensionen, das toxische Schocksyndrom, depressive Verstimmungen einschließlich des PMSs und der prämenstruellen dysphorischen Befindlichkeitsstörungen sowie die Anämie werden im LZ oder durch die LZE im Vergleich zur konventionellen zyklischen OC-Anwendung mit Einnahmepause signifikant reduziert oder aufgehoben (2, 3, 5, 7–9). Im Vordergrund der unerwünschten Nebenwirkungen stehen sowohl im LZ als auch bei der LZE, ebenso wie bei der konventionellen zyklischen OC-Einnahme, die unplanmäßigen Blutungen, d. h. *Zusatzblutungen*, die sich meist als Schmierblutungen (spottings) und seltener als Durchbruchblutungen einstellen. Im Cochrane Review von 2005 wurde eine Verbesserung der Blutungsstörungen für die LZE bei relativ kurzer Beobachtungszeit festgestellt (4).

Bei der LZE nimmt der Prozentsatz der blutungsfreien Frauen in Abhängigkeit von der Dauer der Anwendung und dem Gestagen kontinuierlich zu (6).

Literatur:

1. Anderson FD, Hait H. The Seasonal-301 Study Group. A multicenter, randomized study of an extended cycle oral contraceptive. Contraception 68 (2003) 89–96.
2. Clayton AH. Symptoms related to the menstrual cycle: diagnosis, prevalence, and treatment. J Psychiatr Pract. 14 (2008) 13–21.
3. Coffee AL, Sulak PJ, Kuehl TJ. Long-term assessment of symptomatology and satisfaction of an extended oral contraceptive regimen. Contraception. 75 (2007) 444–449.
4. Edelman AB, Gallo MF, Jensen JT, Nichols MD, Schulz KF, Grimes DA. Continuous or extended cycle vs. cyclic use of combined oral contraceptives for contraception. Cochrane Database Syst Rev. 2005 Jul 20; (3): CD004695.
5. Kwiecien M, Edelman A, Nichols M, Jensen JT. Bleeding patterns and patient acceptability of standard or continuos dosing regimens of a low-dose oral contraceptive: a randomized trial. Contraception, 67 (2003) 9–13.
6. Miller L, Hughes JP. Continuous combination oral contraceptive pills to eliminate withdrawal bleeding: a randomized trial. Obstet Gynecol. 101 (2003) 653–661.

7. Miller L, Notter KM. Menstrual reduction with extended use of combination oral contraceptive pills: randomized controlled trial. Obstet Gynecol. 98 (2001) 771–778.
8. Sillem M, Schneidereit R, Heithecker R, Mueck AO. Use of an oral contraceptive containing drospirenone in an extended regimen. Eur J Contracept Reprod Health Care. 8 (2003) 162–169.
9. Wiegratz I, Hommel HH, Zimmermann T, Kuhl H. Attitude of German women and gynecologists towards long-cycle treatment with oral contraceptives. Contraception. 69 (2004) 37–42.

Subjektive Nebenwirkungen

Die adaptationsbedingten subjektiven Nebenwirkungen wie Übelkeit, Erbrechen, Brustspannen und Völlegefühl, aber auch die abgeschwächten Symptome des PMSs werden durch den LZ und die LZE erheblich reduziert, da der wiederholte Hormonspiegelabfall zur Zeit der Abbruchblutung in den einnahmefreien Intervallen entfällt. Besonders das perimenstruelle Völlegefühl, Aufgedunsensein, die Schmerzen im Unterbauch, das Brustspannen und die Migräne Kopfschmerzen, Dysmenorrhö, Menorrhagie u. a. entfallen oder sind wesentlich abgeschwächter (1, 2, 4, 5).

Die subjektiven Nebenwirkungen, die die Lebensqualität erheblich einschränken können und mit vom Gestagen im OC bestimmt werden, sind im LZ meist geringer und bewegen sich häufig lediglich im Bereich von placebobedingten Nebenerscheinungen.

Durch DNG-haltige Mikropillen wurden im LZ 84/7 Tage weder der systolische noch der diastolische Blutdruck innerhalb eines Beobachtungsjahres verändert. Das Körpergewicht blieb nahezu konstant, wobei die minimalen Zunahmen die für Europa typische altersabhängige Gewichtszunahme von 0,3 kg/Jahr nicht übertrafen. Ähnliche Resultate wurden für NG und EE im LZ 42/7 Tage beschrieben (3).

Literatur:

1. Göretzlehner G, Waldmann-Rex S, Heskamp ML. Langzyklus mit einer CMA-haltigen Mikropille: Erfahrungen bei 625 Patientinnen. J Gynäkol Endokrinol 19 (2009) 48–53.
2. Loudon NB, Foxwell M, Potts DM, Guild AL, Short RV. Acceptability of an oral contraceptive that reduces the frequency of menstruation: the tri-cycle pill regimen. Br Med J. 2(6085), (1977) 487–490.
3. Miller L, Notter K. Menstrual reduction with extended use of combination oral contraceptives pills: randomized controlled trial. Obstet Gynecol 98 (2001) 771–778.
4. Sillem M, Schneidereit R, Heithecker R, Mueck AO. Use of an oral contraceptive containing drospirenone in an extended regimen. Eur J Contracept Reprod Health Care. 8 (2003) 162–169.
5. Webberley H, Mann M. Oral contraception. Cur Obstet Gynecol 13 (2003) 21–29.

Metabolische Veränderungen

Die metabolischen Veränderungen in den unterschiedlichen Stoffwechsel-systemen unterscheiden sich im LZ und der LZE nicht wesentlich von den Veränderungen, die bei der konventionellen zyklischen OC-Einnahme festgestellt wurden. Sie werden im Wesentlichen von den inhärenten Partialwirkungen der Gestagene, deren jeweiligen Steroiddosen sowie der EE-Dosis bestimmt. Weisen die Gestagene eine Restandrogenität auf, so können die EE-induzierten Veränderungen teilweise antagonisiert werden. Individuelle Schwankungen sind immer möglich.

Lipide: Der Fettstoffwechsel wurde durch den LZ 63/7 Tage mit einem DSG-haltigen OC nicht nachteilig beeinflusst (2). Nicht signifikante, minimale Veränderungen bestanden für die Cholesterol-Fraktionen. VLDL und LDL nahmen sowohl bei der konventionellen zyklischen OC-Einnahme als auch im LZ zu (2).
Mit einem DNG-haltigen OC waren im LZ 84/7 Tage ebenfalls keine nachteiligen Effekte auf den Lipidstoffwechsel feststellbar. Alle Veränderungen, auch der Anstieg von HDL_2-Cholesterin und der Abfall des LDL-Cholesterins bewegten sich im Normwertbereich. Der Anstieg des Gesamt-Cholesterols, von HDL und HDL_2 war leicht signifikant, des VLDL und der Triglyceride deutlich ausgeprägter. Der LDL-Abfall bestand auch nach der konventionellen zyklischen Einnahme des DNG-haltigen OC. Lipoprotein A war nur im LZ vorübergehend nach 3 Monaten reduziert. Nach $^1/_4$ Jahr erreichten die Veränderungen ein Gleichgewicht. In beiden Behandlunsregimen ergaben sich ähnliche Veränderungen für die Lipid-Parameter (7).
Bei der LZE eines LNG-haltigen OC (LNG 90 µg, EE 20 µg) stiegen das Gesamtcholesterol, LDL und die Triglyceride leicht an (1). Nach der 24-wöchigen LZE einer GSD-haltigen Mikropille wurde eine Reduktion des Cholesterols und LDL sowie ein Anstieg von HDL und Triglyceriden beobachtet (4).

Kohlenhydratstoffwechsel: In Abhängigkeit von der Gestagen-EE-Kombination wurden unterschiedliche Veränderungen im Kohlenhydratstoffwechsel registriert. Während im LZ 84/7 Tage mit einem DNG-haltigen OC die Nüchtern-Glukose-Werte leicht abfielen (3), nahmen sie unter der LZE eines LNG-haltigen OC leicht zu (1) bzw. waren nach einer 24-wöchigen kontinuierlichen Einnahme einer GSD-haltigen Mikropille unverändert (4). Nüchterninsulin und C-Peptid stiegen im LZ 84/7 Tage mit der DNG-haltigen Mikropille innerhalb eines Jahres ebenso wie nach konventioneller zyklischer OC-Einnahme an. Allerdings wurde im OGTT für das DNG-haltiges OC keine beachtliche Veränderung, weder für die konventionelle zyklische Einnahme noch im LZ registriert (3).

Thyreoidea-Hormone: Innerhalb des Normalwertbereiches kam es nach einem Jahr im LZ 84/7 mit einem DNG-haltigen OC als auch nach der konventionellen zyklischen OC-Einnahme zu einem Anstieg des TSH um 75% bzw. 70%. Das Gesamt-T3 und das Gesamt-T4 stiegen in beiden Regimen signifikant an. Keine Veränderungen bestanden für das fT4, während das fT3 nur im LZ gering abfiel (5). Sowohl im LZ 84/7 Tage mit einem DNG-haltigen OC als auch im konventionellen zyklischen OC-Einnahmeregime bildet sich für die Schilddrüsenhormone ein steady state aus (5). Die Veränderungen sind daher alle ohne klinische Relevanz, da die freien Schilddrüsenhormone lediglich minimal innerhalb des Normwertbereiches schwankten.

Hämostase: Die Gerinnungsparameter, sowohl die prokoagulatorischen als auch die fibrinolytischen Faktoren stiegen sowohl im LZ als auch bei der konventionellen zyklischen OC-Einnahme einer DSG-haltigen Mikropille an. So wurde das Gleichgewicht zwischen beiden Systemen gewahrt. Fibrinogen, Faktor VII und der Thrombin/Antithrombin III Komplex stiegen im LZ nach 3 und 12 Monaten signifikant an und waren nach der konventionellen zyklischen OC-Einnahme nicht signifikant erhöht. Die Gerinnungsinhibitoren Antithrombin III, Protein C und Protein S blieben nahezu unverändert. Die PAI-Aktivität und tPA fielen gering ab. (2). Durch den LZ wurden die Gerinnungsparameter nicht stärker beeinflusst als durch die konventionelle zyklische Einnahme eines DSG-haltigen OC. (2). Mit dem DNG-haltigen OC wurden sowohl im LZ 84/7 Tage als auch nach der konventionellen zyklischen Einnahme nach 3 und 12 Monaten signifikante Zunahmen für Fibrinogen, Faktor VII Antigen, Faktor VII Aktivität, aktivierten Faktor VII und die Faktor VIII Aktivität registriert. Es kam zu einer geringen, aber signifikanten Abnahme des Antithrombin III und seiner Aktivität, des gesamten und freien Protein S und einer Zunahme des freien und gesamten Protein C. Der Thrombin-Antithrombin-Komplex wurde nicht signifikant verändert. Das Plasminogen war in beiden Gruppen erhöht, ebenso die t-PA-Aktivität, während das t-PA-Antigen und PAI-1 erniedrigt waren (6). Diese Befunde stimmen mit den Berichten über andere OCs überein. Innerhalb von 3 Monaten wird für die Hämostase eine Balance erreicht, wobei zwischen den beiden Einnahmemodi keine substantiellen Unterschiede bestanden (6).

Nach einer 24-wöchigen kontinuierlichen Einnahme einer GSD-Mikropille stiegen Antithrombin III, Fibrinogen und PAI-1 an, während Protein C und S abfielen (4).

Bindungsproteine: Beim Vergleich der konventionellen zyklischen Einnahme eines DSG-haltigen OC mit einem LZ 63/7 Tage über ein Jahr wurde in beiden Einnahme-Gruppen eine signifikante Zunahme von SHBG und

CBG um das 2- bis 4-fache registriert, ohne dass ein signifikanter Unterschied zwischen den beiden Einnahmeregimen bestand (2).

TBG steigt sowohl nach der konventionellen zyklischen Einnahme eines DNG-haltigen OC als auch im LZ 84/7 Tage in einem Jahr auf über 65 % an (5). Mit beiden Regimen war auch ein Anstieg des SHBG nach einem Jahr auf 220–250 % zu beobachten, wobei dieser Anstieg sich nach 3 Monaten bereits einstellte (5).

Literatur:

1. Archer DF, Jensen JT, Johnson JV, Borisute H, Grubb GS, Constantine GD. Evaluation of a continuous regimen of levonorgestrel/ethinyl estradiol: phase 3 study results. Contraception. 74 (2006) 439–445.
2. Cachrimanidou AV, Hellberg D, Nilsson S, von Schoulz B, Crona N, Siegbahn A. Hemostasis profile and lipid metabolism with long-interval use of a desogestrel-containing oral contraceptive. Contraception 50 (1994) 153–165.
3. Kuhl H. Expert statement on the change of mode of administration Celina® considering the clinical study comparative, prospective, multicenter, open, randomized study to investigate bleeding patterns, metabolic effects, contraceptive efficacy, acceptance, and safety of an oral contraceptive containing 0,03 mg Ethinylestradiol and 2 mg Dienogest in two different regimes of intake (four extended cycles of 84 days each versus the conventional regimen of 21 days) in healthy volunteers. Jenapharm. January 2006.
4. Machado BR, Fabrini P, Cruz AM, Maia E, da Cunha Bastos A. Clinical and metabolic aspects of the continuous use of a contraceptive association of ethinyl estradiol (30 microg) and gestodene (75 microg). Contraception. 70 (2004) 365–370.
5. Sänger N, Stahlberg S, Manthey T, Mittmann K, Mellinger U, Lange E, Kuhl H, Wiegratz I. Effects of an oral contraceptive containing 30 mcg ethinyl estradiol and 2 mg dienogest on thyroid hormones and androgen parameters: conventional vs. extended-cycle use. Contraception 77 (2008) 420–425.
6. Wiegratz I, Stahlberg S, Manthey T, Sänger N, Mittmann K, Lange E, Mellinger U, Kuhl H. Effects of conventional or extended-cycle regimen of an oral contraceptive containing 30 mcg ethinylestradiol and 2 mg dienogest on various hemostasis parameters. Contraception. 78 (2008) 384–391.
7. Wiegratz I, Stahlberg S, Manthey T, Sänger N, Mittmann K, Palombo-Kinne E, Mellinger U, Lange E, Kuhl H. Effects of an oral contraceptive containing 30 mcg ethinyl estradiol and 2 mg dienogest on lipid metabolism during 1 year of conventional or extended-cycle use. Contraception. 81 (2010) 57– 61.

Blutungen

Durch den LZ und die LZE wird das Blutungsprofil der Anwenderinnen erheblich verändert. Die Gesamtblutungstage, Blutungsdauer und Blutungsstärke werden beeinflusst und Zusatzblutungen (Durchbruchblutungen und spotting) können in Abhängigkeit vom Einnahmemodus und der Steroidzusammensetzung temporär verstärkt auftreten.

Blutungstage (Gesamtblutungstage)

Die Anzahl der Blutungstage, gebildet als Summe aus Abbruchblutungen und Zusatzblutungen, sind im LZ mit den unterschiedlichsten Mikropillen pro Jahr bedeutend weniger als nach der konventionellen zyklischen OC-Einnahme mit 13 Abbruchblutungen und den Zusatzblutungen (1, 6, 9). Allerdings ist dieser Bonus stark vom jeweiligen Gestagen in der angewendeten Mikropille abhängig. Mit einem OC mit 20 µg EE und 1 mg NETA konnte anlässlich einer randomisierten Doppelblind-Studie bei 62 gesunden Frauen mit vorher regelmäßigen Menses kein statistisch signifikanter Unterschied für die Gesamtzahl der Blutungstage nachgewiesen werden, obwohl die mittleren und schweren Blutungen bei der zyklischen OC-Anwendung signifikant häufiger waren (7). Allgemein gilt, dass es im LZ zu einer absoluten Abnahme der Gesamtblutungstage vom ersten LZ an kommt (12).
Für die kontinuierliche LZE trifft diese Feststellung ebenfalls zu (8).
Die Gesamtblutungstage nahmen nach 4 Langzyklen zu je 84/7 Tagen, d. h. im Laufe eines Jahres, mit der Mikropille mit 2 mg DNG und 30 µg EE kon-

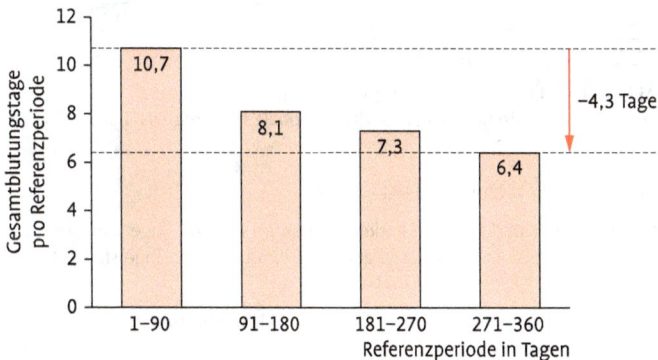

Abb. 3: Reduktion der Blutungstage im Langzyklus durch die Mikropille mit 2 mg DNG und 30 µg EE.

tinuierlich ab. Dabei reduzierten sich die Gesamtblutungstage im 4. LZ im Vergleich zum 1. LZ von 10,7 Tagen um 4,3 Tage auf 6,4 Tage (Abb. 3).

Im Vergleich zur konventionellen zyklischen OC-Einnahme konnten im LZ 84/7 Tage mit der gleichen DNG-haltigen Mikropille in den einzelnen Referenzperioden 28 Blutungstage weniger registriert werden, wobei für die einzelnen LZ-Referenzperioden eine kontinuierliche Abnahme der Blutungstage zu verzeichnen war (Abb. 4).

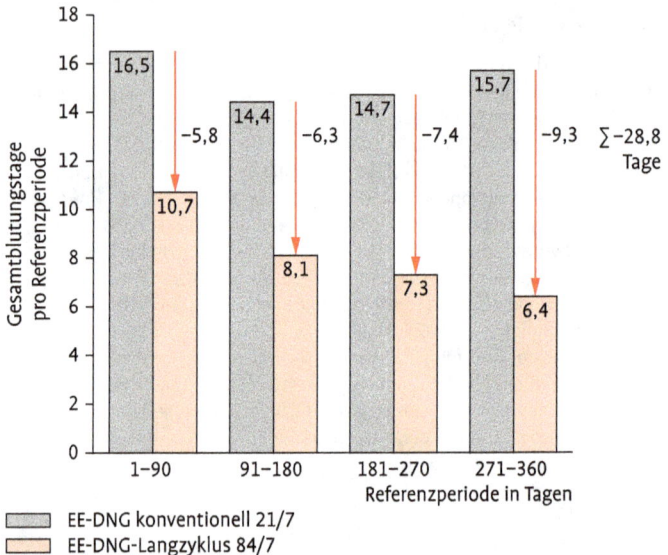

EE-DNG konventionell 21/7
EE-DNG-Langzyklus 84/7

Abb. 4: Reduktion der Blutungstage durch den Langzyklus im Vergleich zur konventionellen zyklischen Einnahme der Mikropille mit 2 mg DNG und 30 µg EE.

Blutungsdauer – Blutungsstärke

Blutungsdauer und Blutungsstärke nehmen im LZ 84/7 Tage von Abbruchblutung zu Abbruchblutung (1), aber auch im LZ 168/7 Tage stetig ab (7).

Abwesenheit jeglicher Blutung (fehlende Abbruchblutung; Pseudo-Amenorrhö)

Die Abbruchblutungen bleiben in Abhängigkeit vom jeweiligen Gestagen im OC und der Anwendungsdauer des jeweiligen LZ aus. Fälschlicherweise wird dann von einer Amenorrhö gesprochen. Der Begriff „Amenorrhö" sollte im Zusammenhang mit der Anwendung von OC abgeschafft und durch den Begriff „Abwesenheit jeglicher Blutung und Schmierblutung" ersetzt werden (10, 11). Mit LNG-haltigen OC wurde im LZ nur für einige Studienteilnehmerinnen das Ausbleiben der Blutungen beobachtet. Die Inzidenz schwankte von 3.9% bis 11.6% für die einzelnen Referenzintervalle von 91 Tagen (2). Im LZ über 180 Tage mit täglich 1 mg NETA und EE wurden mehr blutungsfreie Tage verzeichnet als nach Einnahme eines OC mit 100 µg LNG und EE (4).

Nach LZE eines OC mit 90 µg LNG und 20 µg EE waren nach 10–12 Monaten 72% der Anwenderinnen frei von Blutungen, während dies in den ersten drei Monaten lediglich in 16% der Fall war (8). Ähnliche Ergebnisse wurden bei Anwendung des gleichen OC aus Italien berichtet, wo nach einem Jahr 79% der Anwenderinnen komplett blutungsfrei blieben (3). In der Nordamerikanischen Studie für die LZE von 90 µg LNG und 20 µg EE nahm die Zahl der Anwenderinnen ohne Blutungen kontinuierlich zu und erreichte den gleichen Prozentsatz von 79% wie in Europa (5).

Literatur:

1. Anderson FD, Hait H. The Seasonale-301 Study Group. A multicenter, randomized study of an extended cycle oral contraceptive. Contraception 68 (2003) 89–96.
2. Anderson FD, Gibbons W, Portman D. Long-term safety of an extended-cycle oral contraceptive (Seasonale): A 2-year multicenter open-label extension trial. Amer J Obstet Gynecol 195 (2006) 92–96.
3. Benagiano G, Carrara S, Filippi V. Safety, efficacy and patient satisfaction with continuous daily administration of levonorgestrel/ethinylestradiol oral contraceptives. Patient Prefer Adherence. 3 (2009) 131–143.
4. Edelman AB, Koontz SL, Nichols MD, Jensen JT. Continuous oral contraceptives: are bleeding patterns dependent on the hormones given? Obstet Gynecol. 107 (2006) 657–665.
5. Jensen TJ. A continous regimen of levonorgestrel/ethinylestradiol for contraception in elimination of menstruation. Drug Today 44 (2008) 183–195.
6. Kwiecien M, Edelman A, Nichols MD, Jensen JT. Bleeding patterns and patient acceptability of standard or continuous dosing regimens of a low-dose oral contraceptive: a randomized trial. Contraception. 67 (2003) 9–13.
7. Legro RS, Pauli JG, Kunselman AR, Meadows JW, Kesner JS, Zaino RJ, Demers LM, Gnatuk CL, Dodson WC. Effect of continuous versus cyclic oral contraception: a randomized controlled trial. J Clin Endocrinol Metab 93 (2008) 420–429.
8. Miller L, Hughes JP. Continuous combination oral contraceptive pills to eliminate withdrawal bleeding: a randomized trial. Obstet Gynecol. 101 (2003) 653–661.

9. Miller L, Notter K. Menstrual reduction with extended use of combination oral contraceptives pills: randomized controlled trial. Obstet Gynecol 98 (2001) 771–778.

10. Mishell DR. Jr, Guillebaud J, Westhoff C, Nelson AL, Kaunitz AM, Trussell J, Davis AJ. Recommendations for standardization of data collection and analysis of bleeding in combined hormone contraceptive trials. Contraception 75 (2007) 11–15.

11. Mishell DR. Jr, Guillebaud J, Westhoff C, Nelson AL, Kaunitz AM, Trussell J, Davis AJ. Combined hormonal contraceptive trials: variable data collection and bleeding assessment methodologies influence study outcomes and physician perception. Contraception 75 (2007) 4–10.

12. Nelson AL. Extended-cycle oral contraception: a new option for routine use. Treat Endocrinol. 4 (2005) 139–145.

Zusatzblutungen – Langzyklus und Langzeiteinnahme

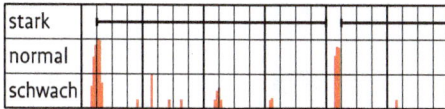

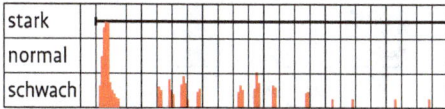

Definition: Als *Zusatzblutungen* werden bei OC-Einnahme im LZ bei der individuell angepassten pausenlosen OC-Einnahme aus 2 bis 9 Blistern alle zusätzlich zur normalen Abbruchblutung in der Einnahmepause sowie bei der LZE auftretenden Blutungen bezeichnet. Zusatzblutungen sind die häufigsten Blutungsstörungen bei Einnahme von OC im LZ und sind für die ersten 4 bis 6 Blister typisch (5). Meist handelt es sich um azyklische Zusatzblutungen in Form von Schmierblutungen (spottings) oder seltener um Durchbruchblutungen. Sowohl Schmierblutungen (spottings) als auch Durchbruchblutungen können sich in unterschiedlicher Stärke über Stunden oder Tage erstrecken und episodisch einmalig oder mehrmals auftreten. Die Inzidenz der Zusatzblutungen ist auch im LZ und bei der LZE vom Raucherstatus (10), der EE-Dosis und den unterschiedlichen Gestagenen mit abhängig. Zigarettenrauchen, einige Medikamente und pflanzliche Ergänzungsstoffe induzieren eine signifikante Zunahme der Zusatzblutungen, da dadurch EE schneller metabolisiert und eliminiert wird (4). Alle Zusatzblutungen bedingen auch bei LZE eine Aktivierung der Entzündung des Endometriums mit signifikant erhöhter Cox-2-Expression und positiver Reaktion des NF-kappaB (7).

Die Zusatzblutungen verringern sich im LZ vom 4. Blister an sowohl für Neustarterinnen, Wechslerinnen als auch Anwenderinnen der gleichen Mikropille sehr schnell auf ca. 5 % (8) und erreichen bereits vom 6. Blister an die Häufigkeit, die sonst nach konventioneller zyklischer OC-Einnahme erst nach einem Jahr zu verzeichnen ist.

Mit DSG-haltigen OC wurden im LZ 63/7 Tage mehr Zusatzblutungen registriert als bei der konventionellen zyklischen 21/7 Tage OC-Einnahme (2) Die tägliche Einnahme von 10 µg EE in der 7-tägigen Pause führt im LZ zu einer signifikanten Reduktion der Zusatzblutungen (1, 6).

Diagnostik: Anamnese einschließlich Blutungsanamnese (Menstruationskalender) und Anwendung von OC, Raucherstatus, Medikamenten- und

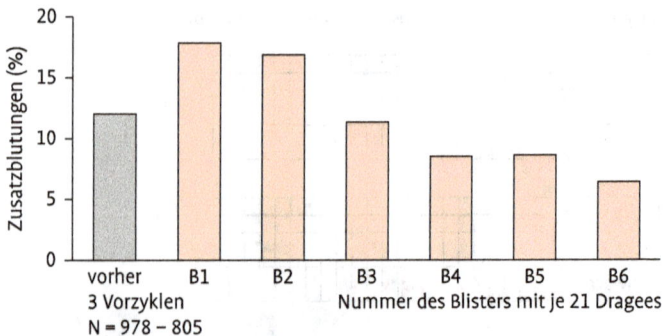

Abb. 5: Abnahme der Zusatzblutungen bei Einnahme der Mikropille mit 2 mg DNG und 30 μg EE im Langzyklus.

Drogenkonsum. Gynäkologische Untersuchung mit Inspektion, Spekulumeinstellung, Kolposkopie, Palpation einschließlich der Sonographie und evtl. ambulante Minihysteroskopie (8) zum Ausschluss organischer Ursachen.

Therapie: Die Behandlung der Schmierblutungen (spottings) und Durchbruchblutungen erfolgt in Abhängigkeit vom Wunsch der OC-Anwenderin in unterschiedlicher Weise:

- Einlegen einer Einnahmepause über 3 Tage und Umwandlung der Durchbruchblutung in eine Abbruchblutung,
- zusätzliche Einnahme eines Östrogens jeweils 12 Stunden nach OC-Einnahme für die Dauer der Blutung, maximal 3 bis 5 Tage.
- Dosis-Verdopplung für die Dauer der Blutung, maximal 3 bis 5 Tage, mit Einnahme am Morgen und Abend,

Das Einlegen einer Einnahmepause von 3 Tagen ist signifikant wirksamer als die Fortsetzung der Mikropillen-Einnahme (3, 9).

Alternativen: Umsetzen auf eine andere Mikropille, LZ mit dem Vaginalring, IUS.

Merke: Zusatzblutungen im LZ bzw. bei der LZE können durch den Wechsel auf eine andere Mikropille reduziert oder vermieden werden. Bei Zusatzblutungen unter OC-Anwendung sind immer organische Ursachen auszuschließen.

Literatur:

1. Anderson FD, Gibbons W, Portman D. Safety and efficacy of an extended-regimen oral contraceptive utilizing continuous low-dose ethinyl estradiol. Contraception. 73 (2006) 229–234.
2. Cachrimanidou AV, Hellberg D, Nilsson S, Waldenström U, Olsson SE, Sikström B: Long interval treatment regimen with a desogestrel-containing oral contraceptive. Contraception 48 (1993) 205–216.
3. Coffee AL Sulak PJ, Kuehl TJ. Long-term assessment of symptomatology and satisfaction of an extended oral contraceptive regimen. Contraception 75 (2007) 444–449.
4. Hickey M, Agarwal S. Unscheduled bleeding in combined oral contraceptive users: focus on extended-cycle and continuous-use regimens. J Fam Plann Reprod Health Care. 35 (2009) 245–248.
5. Jensen JT. A continuous regimen of levonorgestrel/ethinylestradiol for contraception and elimination of menstruation. Drug Today 44 (2008) 183–195.
6. Kaunitz AM, Portman DJ, Hait H, Reape KZ. Adding low-dose estrogen to the hormone-free interval: impact on bleeding patterns in users of a 91-day extended regimen oral contraceptive. Contraception. 79 (2009) 350–355.
7. Maia H Jr, Casoy J, Correia T, Athayde C, Valente J, Coutinho EM. Activation of NF-kappaB and COX-2 expression is associated with breakthrough bleeding in patients using oral contraceptives in extended regimens. Gynecol Endocrinol. 11 (2009) 1–5.
8. Römer T. Blutungsstörungen unter Ovulationshemmern. Gynäkologische Endokrinologie 5 (2007) 66–70.
9. Sulak PJ, Kuehl TJ, Coffee A, Willis S. Prospective analysis of occurrence and management of breakthrough bleeding during an extended oral contraceptive regimen. Am J Obstet Gynecol. 195 (2006) 935–941.
10. Zimmermann T. Pille im Langzyklus-Regime – medizinische Indikationen und bisherige Erfahrungen, Vortrag, 7. Strasbourger Endokrinologie-Tag des Landesverband Baden-Württemberg des Berufsverbandes der Frauenärzte e.V., Strasbourg, 9. 10. 2004.

Endometriumveränderungen

Zur Vermeidung einer Endometriumhyperplasie oder eines Endometriumkarzinoms sind bei Einnahme von OC Abbruchblutungen nicht erforderlich. Entscheidend ist der suppressive Effekt der Gestagene am Endometrium, der die östrogenabhängige Endometriumproliferation hemmt. In Abhängigkeit von der Dauer der Einnahme der OC kann das Risiko für eine Endometriumkarzinom um 50%–60% vermindert werden.

Im LZ mit LNG-EE 84/7 Tage oder DRSP-EE 168/7 Tage ergaben sich keine außergewöhnlichen Effekte am Endometrium. Weder Endometriumhyperplasien noch Endometriumkarzinome wurden beobachtet (2, 3). In der Mehrzahl der Biopsien wurde ein inaktives oder atrophes Endometrium gefunden (1). Nach Beendigung des LZ über ein Jahr kehrte das Endometrium schnell zu den normalen durch den Ovarialzyklus bekannten Veränderungen zurück (1).

Nach nahezu einjähriger LZE eines OC mit 100 µg LNG und 20 µg EE ergab die histologische Untersuchung der Biopsien ein relativ inaktives oder atrophes Endometrium (6). Ähnliche Befunde ergaben sich für die Nordamerikanische Studie bei Langzeiteinnahme von 90 µg LNG – 20 µg EE (4).

Allerdings sind alle Endometriumveränderungen von der Dosis und dem jeweiligen Gestagen im OC mit abhängig. Nach kontinuierlicher LZE eines NETA-haltigen OC mit 1 mg NETA und 20 µg EE wurde aus den Biopsien in mehr als der Hälfte eine Atrophie, in einem guten Drittel die typischen OC-Veränderungen und in 1/12 eine sekretorische Umwandlung des Endometrium diagnostiziert (5).

Merke: Es kommt im LZ und nach LZE zu einer stärkeren Suppression des Endometriums als nach konventioneller zyklischer OC-Einnahme.

Literatur:

1. Anderson FD, Hait H, Hsiu J, Thompson-Graves AL, Wilborn WH, Williams RF. Endometrial microstructure after long-term use of a 91-day extended-cycle oral contraceptive regimen. Contraception. 71 (2005) 55–59.
2. Anderson FD, Feldman R, Reape KZ. Endometrial effects of a 91-day extended-regimen oral contraceptive with low-dose estrogen in place of placebo. Contraception. 77 (2008) 91–96.
3. Foidart JM, Sulak PJ, Schellschmidt I, Zimmermann D. Yasmin Extended Regimen Study Group. The use of an oral contraceptive containing ethinylestradiol and drospirenone in an extended regimen over 126 days. Contraception. 73 (2006) 34–40.

4. Johnson JV, Grubb GS, Constantine GD. Endometrial histology following 1 year of a continuous daily regimen of levonorgestrel 90 microg/ethinyl estradiol 20 microg. Contraception. 75 (2007) 23–26.
5. Legro RS, Pauli JG, Kunselman AR, Meadows JW, Kesner JS, Zaino RJ, Demers LM, Gnatuk CL, Dodson WC. Effects of continuous versus cyclical oral contraception: a randomized controlled trial. J Clin Endocrinol Metab. 93 (2008) 420–429.
6. Miller L, Hughes JP. Continuous combination oral contraceptive pills to eliminate withdrawal bleeding: a randomized trial. Obstet Gynecol. 101 (2003) 653–661.

Rückkehr der Fertilität

FSH und LH steigen im 7-tägigen einnahmefreien Intervall nach einem 168-tägigen LZ wieder signifikant über die Basiswerte an (3). Ähnlich verhalten sich FSH, LH und Inhibin B auch im LZ 84/7 Tage (4).

Zur Rückkehr der Fertilität nach Beendigung des LZ und der LZE liegen nur wenige kontrollierte Studien vor. Allerdings sprechen die Daten dafür, dass die Rückkehr der Fertilität nach Beendigung des LZ oder der LZE generell mit den Ergebnissen nach Beendigung der konventionellen zyklischen OC-Einnahme vergleichbar ist (1).

Mit der Nordamerikanischen Studie für die LZE des OC mit 90 µg LNG und 20 µg EE konnte gezeigt werden, dass bei 38,5 % der Anwenderinnen innerhalb von 30 Tagen nach dem Absetzen die erste Menstruation spontan eintrat oder die Frauen schwanger waren. Bei 99 % der Anwenderinnen wurde die Menstruation innerhalb von 90 Tagen registriert (2). Bei 98,9 % der Frauen traten die Menses oder die Schwangerschaft nach Beendigung der kontinuierlichen LZE ein (2). Die detaillierte Analyse ergab innerhalb von 3 Monaten nach dem Absetzen eine Schwangerschaftsrate von 57 %, die nach 12 Monaten 81 % und nach 13 Monaten 86 % (95 % CI: 64 %–97 %) erreichte. Durch die LZE wird die Rückkehr der Fertilität nicht nachteilig beeinträchtigt (1).

Nach dem Absetzen eines DNG-haltigen OC im LZ 84/7 Tage wurden innerhalb eines Jahres 85 % der Frauen schwanger, wobei die Graviditäten durchschnittlich 3,1 Monate nach Beendigung des LZ eintraten. Dabei ergaben sich keine statistisch gesicherten Unterschiede zur konventionellen zyklischen Einnahme des gleichen OC. DNG-EE-haltige Mikropillen wirken sich auch nach LZ-Anwendung nicht negativ auf die spätere Fertilität aus (5).

Die 12-Monats-Konzeptionsrate nach dem Absetzen der konventionellen zyklischen OC-Einnahme über 21/7 Tage liegt zwischen 72 % und 94 % und unterscheidet sich nicht von den Konzeptions-Raten nach der Anwendung von Minipillen, Spiralen, Kondomen, der natürlichen Familienplanung oder der kumulativen Schwangerschaftsrate von Paaren mit Kinderwunsch; sie kann aber temporär in den ersten Monaten nach Beendigung der OC-Einnahme limitiert sein.

Literatur:

1. Barnhart K, Mirkin S, Grubb G, Constantine G. Return to fertility after cessation of a continuous oral contraceptive. Fertil Steril. 91 (2009) 1654–1656.
2. Davis AR, Kroll R, Soltes B, Zhang N, Grubb GS, Constantine GD. Occurrence of menses or pregnancy after cessation of a continuous oral contraceptive. Fertil Steril. 89 (2008) 1059–1063.

3. Kuehl TJ, Speikermann AM, Willis SA, Coffee A, Sulak PJ. Pituitary-ovarian hormone levels and symptoms in oral contraceptive users: comparison of a 21/7-day and extended regimen. J Reprod Med. 53 (2008) 266–270.
4. Vandever MA, Kuehl TJ, Sulak PJ, Witt I, Coffee A, Wincek TJ, Reape KZ. Evaluation of pituitary-ovarian axis suppression with three oral contraceptive regimens. Contraception. 77 (2008) 162–170.
5. Wiegratz I. Vermindert die langfristige ovarielle Suppression die Fertilität? gyne 31 (2010) 4–6.

Akzeptanz

Bereits mit kleineren Studien konnte die hohe Akzeptanz unterschiedlicher Langzyklen aufgezeigt werden (4). Dabei wirkt sich die erhebliche Reduzierung der Blutungstage und der menstruationsbedingten Beschwerden im LZ auf die Lebensqualität und die Akzeptanz positiv aus (1). Unter Studienbedingungen mit unterschiedlichen Langzyklen zwischen 42- bis 168/7 Tagen erreicht die Akzeptanz mit 87 % ein ähnliches Niveau wie bei der konventionellen zyklischen OC-Einnahme (3). Allerdings sind die vermehrt auftretenden Zusatzblutungen (unplanmäßige Blutungen) in den ersten Anwendungs-Monaten die häufigste Ursache für die Beendigung der LZ-Anwendung und der LZE (2).

Literatur:

1. Anderson FD, Hait H, the Seasonale-301 Study Group. A multicenter, randomized study of an extended cycle oral contraceptive. Contraception 68 (2003) 89–69.
2. Archer DF. Menstrual-cycle related symptoms: a review of the rational for continuous use of oral contraceptives. Contraception 74 (2006) 359–366.
3. Göretzlehner G. Langzyklus-Langzeiteinnahme. Anwendung des Dienogest-haltigen oralen hormonalen Kontrazeptivums, der Mikropille Valette®. HUF-Verlag Mülheim/Ruhr. 2009. 2. Auflage.
4. Hommel HH, Zimmermann T, Feldmann HU. Ist die allmonatliche Abbruchblutung eigentlich notwendig? gyne 22 (2001) 153–158.

Kosten

Bei der Berechnung der Kosten für den LZ und die LZE sind alle Ausgaben für die OC, Arztbesuche, Hygieneartikel und andere blutungsbedingte Ausgaben mit zu berücksichtigen. Im am häufigsten angewendeten LZ im Rhythmus 84/7 Tage sind pro Jahr 63 Dragees/Filmtabletten eines OC (3 Blister zu 21 OC) mehr erforderlich als bei der konventionellen zyklischen OC-Anwendung über 21/7 Tage. Bei der LZE, bei der pro Jahr an 365 Tagen ein OC eingenommen wird, werden nochmals 28 Mikropillen (1 1/3 Blister) zusätzlich zum Verbrauch im LZ 84/7 Tage notwendig und 91 Mikropillen (4 1/3 Blister) mehr als bei der konventionellen zyklischen OC-Einnahme. Diese OC-bedingte Kostenerhöhung wird relativiert, da durch den LZ und die LZE wesentlich weniger Blutungstage eintreten und dadurch signifikant weniger Hygieneartikel zur Anwendung gelangen und auch die blutungsbedingten Arbeitszeitausfälle erheblich niedriger liegen (1–3). Der LZ 84/7 Tage ist daher eine besonders sinnvolle Alternative für Frauen mit Blutungsstörungen, im Besonderen bei Hypermenorrhö und/oder Menorrhagie (4).

Literatur:

1. Braunstein JB, Hausfeld J, Hausfeld J, London A. Economics of reducing menstruation with trimonthly-cycle oral contraceptive therapy: comparison with standard-cycle regimens. Obstet Gynecol. 102 (2003) 699–708.
2. Côté I, Jacobs P, Cumming D. Work loss associated with increased menstrual loss in the United States. Obstet Gynecol. 100 (2002) 683–687.
3. Miller L, Notter K. Menstrual reduction with extended use of combination oral contraceptives pills: randomized controlled trial. Obstet Gynecol 98 (2001) 771–778.
4. Schwartz JL, Creinin MD, Pymar HC. The trimonthly combination oral contraceptive regimen: is it cost effective? Contraception. 60 (1999) 263–267.

Vorteile

Der LZ und die LZE bieten für die Anwenderin zahlreiche Vorteile. Neben der hohen kontrazeptiven Sicherheit zur Verhinderung ungewollter Schwangerschaften werden die Anzahl der Abbruchblutungen, die Blutungsdauer und die Blutungsstärke erheblich reduziert und so eine größere „Blutungsfreiheit" erreicht. Parallel dazu werden Hygienemittel eingespart (4). Dadurch wird sowohl der LZ als auch die LZE für viele Frauen eine attraktive Option, die mit einer erheblichen Verbesserung der Lebensqualität verbunden ist (3). Ein weiterer Vorteil ergibt sich für die Anwenderin dadurch, dass sie selbst den Zeitpunkt der Abbruchblutung festlegen kann.

Darüberhinaus kommt es durch den LZ oder die LZE zur Vermeidung oder Besserung von zyklusabhängigen Beschwerden, von Menstruationsbeschwerden und Zyklusstörungen, von zyklusabhängigen gynäkologischen und nichtgynäkologischer Erkrankungen, der Vermeidung funktionell bedingter Androgenisierungen einschließlich des PCOS, zum Schutz vor aszendierenden Genitalinfektionen sowie der Reduktion der Inzidenz benigner Mastopathien.

Die Reduktion der Abbruchblutungen von 13 auf 4 im LZ 84/7 Tage bedeutet neben der Anämie-Prophylaxe auch gleichzeitig eine Prävention vor Ovarialzysten, da in Folge der selteneren einnahmefreien Intervalle die Follikelaktivität stärker supprimiert wird. Durch die LZE der Mikropillen wird die Endometriose therapiert und das Rezidiv-Risiko derselben wird durch die Reduktion der Blutungstage verbunden mit der stärkeren Suppression der endogenen ovariellen Androgen- und Estrogensynthese erheblich eingeschränkt bzw. ganz vermieden. LZ und LZE bedingen den Schutz vor einem Endometrium- und Ovarialkarzinom und führen wahrscheinlich auch zu einer Reduktion des Kolonkarzinomrisikos.

Bedeutsam ist auch, dass mit dem LZ und der LZE nach der Adaptation an das OC das Gleichgewicht für die Stoffwechselparameter erreicht wird (2, 6, 7). Nach einer ein- bis dreijährigen LZ-Anwendung oder LZE wurde nach dem Absetzen der OC die rasche Reversibilität der Ovarialfunktion festgestellt. Die 12-Monats-Konzeptionsrate wird nach Beendigung des LZ und der LZE nicht nachteilig beeinträchtigt (1, 5).

Literatur:

1. Barnhart K, Mirkin S, Grubb G, Constantine G. Return to fertility after cessation of a continuous oral contraceptive. Fertil Steril. 91 (2009) 1654–1656.
2. Cachrimanidou AV, Hellberg D, Nilsson S, von Schoulz B, Crona N, Siegbahn A. Hemostasis profile and lipid metabolism with long-interval use of a desogestrel-containing oral contraceptive. Contraception 50 (1994) 153–165.

3. Lin K, Barnhart K. The clinical rationale for menses-free contraception. J Womens Health (Larchmt). 16 (2007) 1171–1180.
4. Miller L, Notter K. Menstrual reduction with extended use of combination oral contraceptives pills: randomized controlled trial. Obstet Gynecol 98 (2001) 771–778.
5. Wiegratz I. Vermindert die langfristige ovarielle Suppression die Fertilität? gyne 31 (2010) 4–6.
6. Wiegratz I, Stahlberg S, Manthey T, Sänger N, Mittmann K, Lange E, Mellinger U, Kuhl H. Effects of conventional or extended-cycle regimen of an oral contraceptive containing 30 mcg ethinylestradiol and 2 mg dienogest on various hemostasis parameters. Contraception. 78 (2008) 384–391.
7. Wiegratz I, Stahlberg S, Manthey T, Sänger N, Mittmann K, Palombo-Kinne E, Mellinger U, Lange E, Kuhl H. Effects of an oral contraceptive containing 30 mcg ethinyl estradiol and 2 mg dienogest on lipid metabolism during 1 year of conventional or extended-cycle use. Contraception. 81 (2010) 57– 61.

Nachteile

LZ und LZE führen zu einer erhöhten Steroidexposition für die Anwenderin im Vergleich zur zyklischen OC-Einnahme um ca. 25 %. Diese erhöhte Steroid-Gesamtdosis ist wahrscheinlich ohne klinische Relevanz, da die unerwünschten Wirkungen der OC vor allem von der Prädisposition der Anwenderin abhängig sind, in den ersten Wochen und Monaten nach Einnahmebeginn auftreten und nach der Adaptationsphase von ca. 6 Monaten wieder zurückgehen (3).

Die OC-Einnahme im LZ oder bei der LZE ist in den ersten Wochen mit einer erhöhten Inzidenz von Zusatzblutungen assoziiert, deren Einsetzen und Dauer nicht vorausgesagt werden kann. Allerdings nehmen diese unerwünschten, unplanmäßigen Blutungen mit der Einnahmedauer kontinuierlich und stetig ab. Sie sind aber der Hauptgrund für die Beendigung der OC-Einnahme im LZ und bei LZE (2).

Durch OCs wird der FSFI-Score (Female Sexual Function Index) negativ beeinflusst, wobei dieser Effekt nicht eine OC-steroidbedingte biologische Aktion reflektiert, sondern wohl hauptsächlich durch psychosoziale Faktoren bedingt ist. Unterschiede im FSFI-Score für OCs mit androgen- und antiandrogenwirksamen Gestagenen und die EE-Dosen gab es nicht (5).

Die Langzeitwirkungen nach OC-Einnahme im LZ oder der LZE sind noch nicht bekannt. Aus diesem Grunde werden diese Einnahmemodi von OC lediglich für 1–2 Jahre empfohlen (4). Diese Empfehlung geht an der Praxis vorbei, da seit Jahrzehnten der LZ und die LZE zur Kontrazeption und bei der Behandlung gynäkologischer und nicht-gynäkologischer Erkrankungen empfohlen und erfolgreich praktiziert werden (1, 6).

Sowohl im LZ als auch bei der LZE fehlt die sichere Kontrolle eines Schwangerschaftseintritts, da mit der Einnahmedauer auch das Ausbleiben der Abbruchblutung im LZ zunimmt.

Das Risiko für die Entstehung von Karzinomen, z. B. Mammakarzinom, und von kardiovaskulären Erkrankungen kann nur nach einer langen suffizienten Beobachtungszeit an einer großen Anzahl von Anwenderinnen beurteilt werden. Momentan ist dies noch nicht exakt möglich. Es zeichnet sich bisher kein Unterschied zur zyklischen OC-Einnahme ab.

Literatur:

1. Göretzlehner G. Orale Kontrazeption: Langzyklus und Langzeiteinnahme. Menopause & Contraception 5 (2005) 1–8.
2. Jensen JT. A continuous regimen of levonorgestrel/ethinylestradiol for contraception and elimination of menstruation. Drugs Today 44 (2008) 183–195.
3. Kuhl H. Vor- und Nachteile des Langzyklus. Frauenarzt 45 (2004) 325–329.

4. Shrader SP, Dickerson LM. Extended- and continuous-cycle oral contraceptives. Pharmacotherapy. 28 (2008) 1033–1040.
5. Wallwiener M, Wallwiener L-M, Seeger H, Mueck AO, Bitzer J, Wallwiener ChW. Effects of sex hormones in oral contraceptives on the female sexual function score: a study in German female medical students. Contraception 82 (2010) 155–159.
6. Zürcher Gesprächskreis. Empfehlungen zur oralen Kontrazeption. Frauenarzt 44 (2003) 1270–1273.

Menstruationsverschiebung

Mitunter ist es angebracht, die Menstruation wegen einer Reise, Prüfung, Vorstellung, eines Wettkampfes, Bühnenauftritts u. a. Ereignisse zu verschieben. Zwei Varianten sind möglich: den Blutungstermin vorzuverlegen oder hinauszuschieben. Ausschlaggebend für die Entscheidung sind:
- der Zeitpunkt im Zyklus, an dem der Wunsch vorgetragen wird,
- die zeitliche Differenz zwischen der Äußerung des Wunsches und dem erwünschten Blutungstermin sowie
- die Leistungsfähigkeit der ratsuchenden Frau in den jeweiligen Zyklusphasen.

Die Verschiebung des Blutungstermins kann mit den unterschiedlichsten Hormonen, u. a. auch mit Östrogen-Gestagen-Kombinationen erreicht werden. Durch die Verordnung der Östrogen-Gestagen-Kombinationen wird an Stelle der natürlichen Hormonentzugsblutung, der Menstruation, eine Abbruchblutung ausgelöst.

Hinausschieben des Blutungstermins: Die Blutung kann sowohl unter Beibehaltung der Ovulation als auch bei Einnahme monophasischer OC (Mikropillen) hinausgeschoben werden. Frauen, die nicht mit OC verhüten, können je nach Notwendigkeit mit der Einnahme der Mikropille 3–5 Tage vor der zu erwartenden Menstruation beginnen (Abb. 6). Wird bereits mit einer Mikropille verhütet, so wird die Einnahme aus einem neuen Blister solange weiter fortgesetzt, bis die Abbruchblutung eintreten soll (Abb. 7).

Dosierungsbeispiel: Mikropille täglich 1–2 Dragees über mindestens 10 oder mehr Tage bis 3 Tage vor dem erwünschten Blutungstermin.

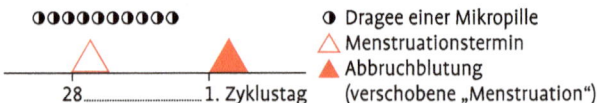

Abb. 6: Hinausschieben des Blutungstermins mit einer Mikropille.

Dosierungsbeispiele: Mikropille täglich 1 Dragee aus 2 bis 4 Blistern.

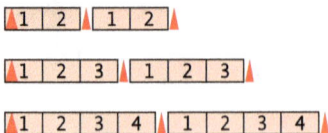

Abb. 7: Langzyklus-Varianten zum Hinausschieben des Blutungstermins.

Examina – Ferien – Reisen – Urlaub

Examina, Ferien, Reisen und Urlaub können für Anwenderinnen von OC der Anlass sein, die konventionelle zyklische Einnahme der Mikropille zu verlassen und für den Zeitraum der Examina oder Reise, der Ferien oder des Urlaubs auf einen individuell angepassten LZ überzugehen. Bei der Planung sollte jedoch beachtet werden, dass beim LZ – bevorzugt in der 5. oder 6. Einnahmewoche – spottings auftreten könnten. Für Frauen, die berufsbedingt ständig in unterschiedliche Zeitzonen reisen, bietet sich auch längerfristig der LZ oder die kontinuierliche LZE an (Abb. 8).

Dosierungsbeispiele: Mikropille täglich 1 Dragee, als LZ aus 2–9 Blistern oder kontinuierlich über Jahre.

Langzyklus:

1	2	3	4	1	2	3	4	1	2	3	4	1	2	3	4

1	2	3	4	5	6	7	8	9	1	2	3	4	5	6	7	8

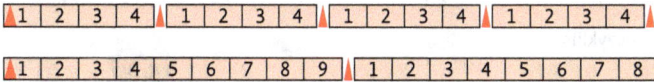

individueller Langzyklus:

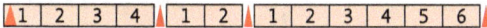

1	2	3	4	1	2	1	2	3	4	5	6

Langzeiteinnahme:

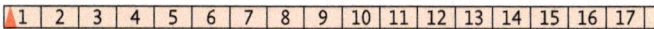

1	2	3	4	5	6	7	8	9	10	11	12	13	14	15	16	17

Abb. 8: Langzyklus-Varianten und kontinuierliche Langzeiteinnahme bei Examina, Ferien, Reisen und im Urlaub.

Leistungssport

Sportlerinnen, die sich durch die Menstruation in ihrer Leistungsfähigkeit und Lebensqualität beeinträchtigt fühlen, können während des Trainings- und/oder Wettkampfjahres die Menstruation bzw. bei zyklischer OC-Einnahme die Abbruchblutung durch die kontinuierliche LZE ohne Pause vermeiden oder durch die LZ-Anwendung erheblich reduzieren. Der OC-LZ-Einnahmemodus kann entsprechend der Wettkampfplanung individuell variiert werden (Abb. 9).

Dosierungsbeispiele: LNG-haltige Mikropille täglich 1 Dragee kontinuierlich als LZE oder im LZ aus 3–9 Blistern.

Langzeiteinnahme:

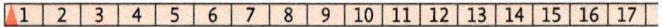

1	2	3	4	5	6	7	8	9	10	11	12	13	14	15	16	17

Langzyklus:

1	2	3	4	5	6	7	8	9	1	2	3	4	5	6	7	8

1	2	3	4	1	2	3	4	1	2	3	4	1	2	3	4

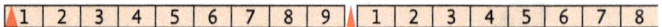

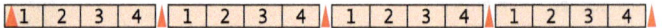

individueller Langzyklus:

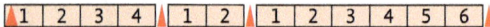

1	2	3	4	1	2	1	2	3	4	5	6

Abb. 9: Kontinuierliche Langzeiteinnahme und Langzyklus-Varianten für Sportlerinnen.

Zyklusstörungen

Unter den Zyklusstörungen (Blutungsstörungen, Regelstörungen, Menstruationsstörungen) werden Abweichungen vom normalen regelmäßigen Zyklus und die mit der Menstruation auftretenden Beschwerden verstanden. Unterschieden werden Tempo- und Typusstörungen, azyklische und Dauerblutungen sowie Zusatzblutungen, die sowohl organisch als auch funktionell bedingt sein können. Im weiteren Sinne werden die Dysmenorrhö sowie das Prämenstruelle Syndrom mit zu den Zyklusstörungen gezählt. Die verschiedenen Zyklusstörungen können per se oder in Kombination auftreten. Die funktionellen Ursachen der Zyklusstörungen sind für die hormonelle Behandlung, d. h. den Langzyklus oder die Langzeiteinnahme geeignet, die organischen Ursachen nur bedingt.

Zyklusstörungen – Einteilung

Amenorrhö	Fehlen der Menstruation (Regel)
Kryptomenorrhö	stummer Zyklus
Pseudokryptomenorrhö	Gynatresie (Verschluss von Hymen, Vagina, Zervix)
Silent Menstruation	stille (ruhende) Menstruation
Vikariierende Blutungen	zur normalen Menstruation mit auftretende nicht genitale Blutungen
Anovulatorischer Zyklus (Pseudoregelblutung)	ohne Ovulation und ohne Corpus-luteum-Bildung
Regeltempostörungen (Tempoanomalien)	Störungen des Blutungsrhythmus
• Polymenorrhö	zu häufige Regelblutung (≤ 24 Tage)
• Oligomenorrhö	zu seltene Regelblutung (≥ 35 Tage)
Regeltypusstörungen (Typusanomalien)	Störungen der Blutungsstärke
• Brachymenorrhö	zu kurze Regelblutung
• Hypomenorrhö	zu schwache Regelblutung
• Hypermenorrhö	zu starke Regelblutung
• Menorrhagie	zu langandauernde Regelblutung (bis 10 Tage)
Metrorrhagie (azyklische und Dauerblutungen)	völlig unregelmäßige, länger als 10 Tage andauernde Blutungen ohne erkennbaren Zyklus
Zusatzblutungen	zusätzlich zur Menstruation auftretende Blutungen
• Schmierblutungen (spottings)	Dauer bis zu 3 Tagen
• Durchbruchblutungen	Blutungen in Menstruationsstärke
Dysmenorrhö (Algomenorrhö)	schmerzhafte Regelblutung
Prämenstruelles Syndrom	Komplex von Beschwerden während der prä- und menstruellen Phase

Zyklusstörungen – Ursachen: Einteilung nach Leitsymptomen

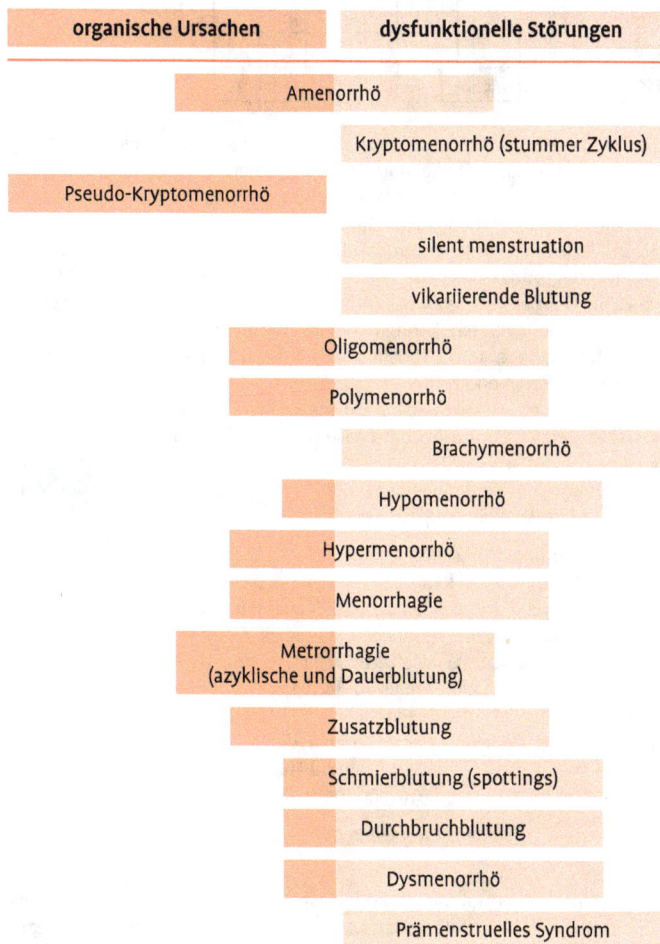

organische Ursachen	dysfunktionelle Störungen

Amenorrhö

Kryptomenorrhö (stummer Zyklus)

Pseudo-Kryptomenorrhö

silent menstruation

vikariierende Blutung

Oligomenorrhö

Polymenorrhö

Brachymenorrhö

Hypomenorrhö

Hypermenorrhö

Menorrhagie

Metrorrhagie
(azyklische und Dauerblutung)

Zusatzblutung

Schmierblutung (spottings)

Durchbruchblutung

Dysmenorrhö

Prämenstruelles Syndrom

Abb. 10: Organische und dysfunktionelle Ursachen von Zyklusstörungen.

Polymenorrhö

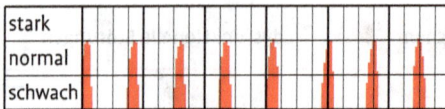

Definition: Als Polymenorrhö wird die zu häufige Menstruation (Regelblutung) von normaler Stärke und Dauer bei einer Zykluslänge ≤ 24 Tage bezeichnet. Anstelle von 13 Menstruationen im Jahr sind es bei der Polymenorrhö 15 oder mehr Regelblutungen. Die zu häufigen Blutungen bei 15 bis 16 Zyklen im Jahr werden meist als sehr unangenehm empfunden. Die Blutungsstärke kann zusätzlich noch verstärkt sein. Man spricht dann von einer *Hyperpolymenorrhö*, in deren Folge Anämien und Leistungseinschränkungen auftreten können. Ovulatorische Polymenorrhöen müssen eine Mindestlänge von 3 Wochen aufweisen. Unterschieden werden drei Formen der Polymenorrhö:
• mit verkürzter Follikelphase bei annähernd normaler Corpus-luteum-Phase,
• mit verkürzter Corpus-luteum-Phase bei normal langer Follikelphase und
• anovulatorische.
Polymenorrhöen werden gehäuft in den Übergangsphasen, nach der Menarche und in der Prämenopause beobachtet.

Hormontherapie: Zur Zyklusregulierung OC zyklisch über 3, besser 6 Einnahmezyklen, danach kann abgewartet werden. Sinnvoller sind zur Zyklusregulierung 2 Langzyklen zu 84/7 Tagen mit einer Mikropille zu empfehlen, da dadurch der endogene 84-tägige Ovarialzyklus imitiert wird (Abb. 11). Wenn der Wunsch zur Kontrazeption besteht, empfiehlt sich die Anwendung des Langzyklus zu 84/7 Tagen über 1–2 Jahre.
In der Adoleszenz, bei Jugendlichen < 16 Jahren, kann bei der Polymenorrhö zur Zyklusregulierung primär die konventionelle zyklisch OC-Einnahme vom 5.–25. Zyklustag über 3–6 Zyklen praktiziert werden, ehe der Langzyklus 42/7 Tage Anwendung findet (Abb. 11).

Alternativen: Abwarten, Gestagene zyklisch oder als temporärer LZ über 168 Tage.

Langzykluseinfluss auf die Grunderkrankung: Bereits mit einem LZ mit nur 2 Blistern einer Mikropille kommt es zu einer signifikanten Reduzierung der Blutungstage und verbrauchten Hygieneartikel (2), die im LZ über 84/7 Tage noch wesentlich ausgeprägter ist (1).

Dosierungsbeispiele: Mikropille täglich 1 Dragee im LZ aus jeweils 4 oder weniger Blistern mit anschließender 7-tägiger Einnahmepause. In der Ado-

leszenz zyklischer Beginn über 21/7 Tage, ehe nach 6 oder x Einnahmezyklen zum LZ gewechselt wird.

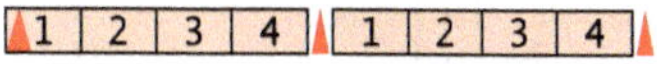

oder in der Adoleszenz:

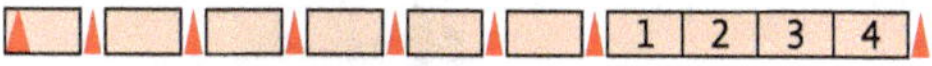

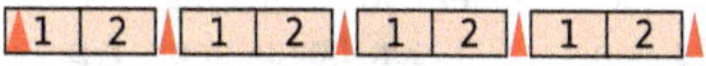

Abb. 11: Langzyklus-Varianten mit Mikropillen bei Polymenorrhö.

Merke: Die Polymenorrhö und besonders die Hyperpolymenorrhö kann
erfolgreich mit OC behandelt werden, wobei Langzyklen über mindestens 84/7 Tage zu empfehlen sind.

Literatur:

1. Anderson FD, Hait H. The Seasonale-301 Study Group: A multicenter, randomized study of an extended cycle oral contraceptive. Contraception 68
   (2003) 89–96.
2. Miller L, Notter K. Menstrual reduction with extended use of combination
   oral contraceptives pills: randomized controlled trial. Obstet Gynecol 98
   (2001) 771–778.

Oligomenorrhö

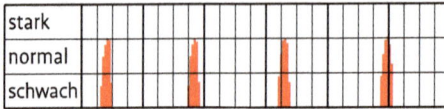

stark																						
normal																						
schwach																						

Definition: Als Oligomenorrhö wird die zu seltene Regelblutung von normaler Dauer bei einer Zykluslänge von ≥ 35 Tagen bezeichnet. Typisch ist die Oligmenorrhö für alle Übergangsphasen: von der Adoleszenz zur Geschlechtsreife und von der Geschlechtsreife zur Prämenopause, aber auch von der Eumenorrhö zur Amenorrhö. Unterschieden werden drei Formen der Oligomenorrhö:
- mit verlängerter Follikelphase bei normal langer Corpus-luteum-Phase,
- mit verlängerter Follikelphase bei verkürzter Corpus-luteum-Phase,
- anovulatorische.

Die Oligomenorrhö ist häufig lediglich das Begleitsymptom einer ernst zunehmenden behandlungsbedürftigen zentralen oder peripheren Störung (PCOS, Mikro- oder Makroprolaktinom, Hyper- und Hypothyreose). Frauen mit einer Oligomenorrhö haben häufig eine reduzierte Lungenfunktion und neigen häufiger zum allergischen Asthma unabhängig vom BMI und der körperlichen Aktivität (3).

Hormontherapie: Nach der Ursachenklärung bedarf jede länger bestehende Oligomenorrhö der kausalen Therapie. Bei der Hyperprolaktinämie wird mit Dopaminagonisten behandelt. Dominiert die Androgenisierung und besteht ein PCOS, so ist die zyklische Einnahme, besser der LZ mit einer antiandrogenwirksamen OC (CMA, DNG, DRSP) indiziert.

Alternativen: Zur Zyklusregulierung über 3 bis 6 Einnahmezyklen ein niedrigdosiertes OC.

Langzykluseinfluss auf die Grunderkrankung: Der LZ wirkt sich auf die Oligomenorrhö, besonders beim PCOS nicht nachteilig aus, sondern günstig auf die spätere Normalisierung des Zyklus aus und schützt das Endometrium vor möglichen Dysplasien und Karzinomen (2). OC sind die wichtigsten Therapeutika zur Behandlung der Oligomenorrhö. Bei hypoöstrogener hypothalamischer Oligomenorrhö beugen sie dem Knochenverlust vor, der ohne OC jährlich nachweisbar ist (1).

Dosierungsbeispiele: Mikropille täglich 1 Dragee im LZ aus jeweils 4 oder weniger Blistern mit anschließender 7-tägiger Einnahmepause.

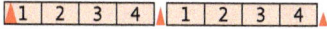

1	2	3	4	1	2	3	4

Adoleszentinnen < 16 Jahre:

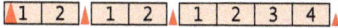

1	2	1	2	1	2	3	4

Abb. 12: Langzyklus-Varianten mit Mikropillen bei Oligomenorrhö.

Dosierungsbeispiel: Mikropille täglich 1 Dragee aus ≥ 9 Blistern zur kontinuierlichen LZE über Jahre.

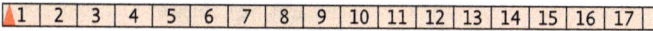

1	2	3	4	5	6	7	8	9	10	11	12	13	14	15	16	17

Abb. 13: Kontinuierliche Langzeiteinnahme einer Mikropille bei Oligomenorrhö.

Merke: Bei der Oligomenorrhö handelt es sich meist um ein Begleitsymptom einer zentralen oder peripheren Störung. Die Oligomenorrhö ist eine Indikation für die Hormontherapie.

Literatur:

1. Castelo-Branco C, Vicente JJ, Pons F, Martínez de Osaba MJ, Casals E, Vanrell JA. Bone mineral density in young, hypothalamic oligoamenorrheic women treated with oral contraceptives. J Reprod Med. 46 (2001) 875–879.
2. Dronavalli S, Ehrmann DA. Pharmacologic therapy of polycystic ovary syndrome. Clin Obstet Gynecol. 50 (2007) 244–254.
3. Real FG, Svanes C, Omenaas ER, Antò JM, Plana E, Janson C, Jarvis D, Zemp E, Wjst M, Leynaert B, Sunyer J. Menstrual irregularity and asthma and lung function. J Allergy Clin Immunol. 120 (2007) 557–564.

Hypermenorrhö

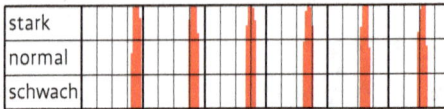

stark																							
normal																							
schwach																							

Definition: Als Hypermenorrhö wird die zu starke Menstruation bei normaler Blutungsdauer von maximal bis zu 7 Tagen bezeichnet. Der Blutverlust beträgt bei der Hypermenorrhö > 80 ml (> 120 ml).
Nach Ausschluss der meist organischen Ursachen verbleiben die funktionellen für die Hormontherapie. 17–20 % der Hypermenorrhöen beruhen auf Hämostaseanomalien, wobei die Prävalenz für das undulierend auftretende von-Willebrandt-Jürgens-Syndrom ca. 15 % beträgt (s. v. WJS).

Hormontherapie: Die nur kurzfristige prämenstruelle Substitution mit Gestagenen oder OC ist nicht effektiver als die Therapie zur Zeit der Menstruation mit Antifibrinolytika (Tranexamsäure, ε-Aminokabronsäure) und kann daher nicht empfohlen werden. Langfristig ist eine Hypermenorrhö in 40–50 % der Fälle mit einer zyklischen OC-Anwendung behandelbar (3, 4), mit dem Stufenpräparat mit E_2V und DNG in 70–80 % (2). Allerdings sind im LZ Mikropillen sowohl der zyklischen OC- als auch der Gestagen-Einnahme deutlich überlegen, wobei in Anpassung an den endogenen Ovarialzyklus nach Möglichkeit der LZ über 84/7 Tage gewählt werden sollte falls nicht die LZE indiziert ist (Abb. 14).

Alternativen: Hormonspirale, kontinuierliche orale Gestagen-Einnahme in optimaler Dosierung *(Nicht Minipillen und estrogenfreier Ovulationshemmer)*, Depot-Gestagene. Antifibrinolytika (4 Aminomethylbenzoesäure, Tranexamsäure) und nichtsteroidale Antiphlogistika (Mefenaminsäure) reduzieren den Blutverlust um bis zu 50 %. Endometriumablation, Hysterektomie.

Langzykluseinfluss auf die Grunderkrankung: Bereits mit einem LZ mit nur 2 Blistern einer Mikropille kommt es zu einer signifikanten Reduzierung der Blutungstage und verbrauchten Hygieneartikel (6), die im LZ über 84/7 Tage noch wesentlich ausgeprägter ist (1). Allerdings kommt es mit LNG-haltigen Mikropillen innerhalb des 1. Jahres zum Ausbleiben der Abbruchblutung in bis zu 88 % (5), während mit DNG-haltigen OC in über 80 % die Abbruchblutungen regelmäßig eintreten. Bei einer bedrohlichen Hypermenorrhö bei hypoplastischem Uterus oder myohyperplastischem Uterus mit Eisenmangelanämie sollte bevorzugt die LZE ohne Pause empfohlen werden (Abb. 15).

Dosierungsbeispiele: Mikropille täglich 1 Dragee im LZ aus jeweils 4 oder weniger Blistern mit anschließender 7-tägiger Einnahmepause.

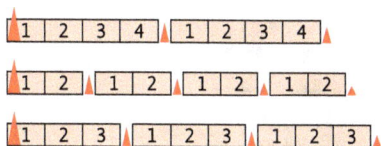

1	2	3	4	1	2	3	4

1	2	1	2	1	2	1	2

1	2	3	1	2	3	1	2	3

Abb. 14: Langzyklus-Varianten mit Mikropillen bei Hypermenorrhö.

Dosierungsbeispiel: Mikropille, täglich 1 Dragee aus $\geq$ 9 Blistern zur kontinuierlichen LZE über Jahre.

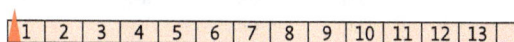

1	2	3	4	5	6	7	8	9	10	11	12	13

Abb. 15: Kontinuierliche Langzeiteinnahme einer Mikropille bei Hypermenorrhö.

Merke: Die Stärke einer Menstruation oder Abbruchblutung sollte man nicht mit ihrer Dauer verwechseln.

Literatur:

1. Anderson FD, Hait H. The Seasonale-301 Study Group: A multicenter, randomized study of an extended cycle oral contraceptive. Contraception 68 (2003) 89–96.
2. Fraser IS, Zeun S, Machlitt A, Mellinger U. A novel oral contraceptive comprising estradiol valerate/dienogest for the treatment of heavy and/or prolonged menstrual bleeding without organic cause: a double-blind, randomised placebo-controlled trial. Int J Gynecol Obstet 107 (2009) 183.
3. Hurskainen R, Grenman S, Komi I, Kujansuu E, Luoto R, Orrainen M, Patja K, Penttinen J, Silventoinen S, Tapanainen J, Toivonen J. Diagnosis and treatment of menorrhagia. Acta Obstet Gynecol Scand. 86 (2007) 749–757.
4. Marjoribanks J, Lethaby A, Farquhar C. Surgery versus medical therapy for heavy menstrual bleeding. Cochrane Database Syst Rev. 2006; 2: CD003855.
5. Miller L, Hughes JP. Continuous combination oral contraceptive pills to eliminate withdrawal bleeding: a randomised trial. Obstet Gynecol 101 (2003) 653–661.
6. Miller L, Notter K. Menstrual reduction with extended use of combination oral contraceptives pills: randomized controlled trial. Obstet Gynecol 98 (2001) 771–778.

Menorrhagie

stark																						
normal																						
schwach																						

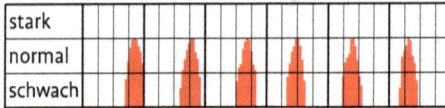

Definition: Unter einer Menorrhagie wird eine länger als 7 Tage, bis zu maximal 10 Tage andauernde Blutung verstanden. Der Blutverlust beträgt durch die verlängerte Blutungsdauer ebenso wie bei der Hypermenorrhö > 80 ml (> 120 ml). Die Ursachen können mannigfaltig sein und reichen von dysfunktionellen Ursachen über organische bis zu den kongenitalen und akquirierten Gerinnungsstörungen (9), wobei die Prävalenz des von Willebrand-Jürgens-Syndrom bei Frauen mit einer Menorrhagie 13 % beträgt (5). Für 18- bis 54-jährige Engländerinnen wurde die Prävalenz der Menorrhagie mit 52 % bei einer leicht signifikanten Zunahme mit dem Alter und einer jährlichen Inzidenz von 25 % angegeben (10). Die schwere Eisenmangelanämie ist eine sehr häufige Folge der Menorrhagie. Allerdings besteht bei etwa 1/3 der Frauen mit einer Eisenmangelanämie koexistent zur Menorrhagie eine Erkrankung im oberen Gastrointestinaltrakt, die mit einer Eisen-Malabsorption einhergeht (11). In den englischen Sprachgebieten werden Hypermenorrhö und Menorrhagie unter dem Begriff der *Menorrhagia* zusammengefasst.

Hormontherapie: OC sind therapeutisch sehr wirksam, da sie sowohl die Blutungsdauer als auch die Blutungsstärke reduzieren. Langfristig ist eine Menorrhagie in 40–50 % der Fälle mit einer zyklischen OC-Anwendung behandelbar (4, 6), mit dem Stufenpräparat mit E_2V und DNG in 70–80 % (3). Die OC-Anwendung im LZ oder als LZE reduziert den Blutverlust noch weiter signifikant und ist der zyklischen OC- und der zyklischen Gestagen-Einnahme deutlich überlegen. In Anpassung an den endogenen Ovarialzyklus sollte die Einnahme der Mikropillen im Rhythmus 84/7 Tage gewählt werden falls nicht die kontinuierliche LZE indiziert ist bzw. bevorzugt wird (Abb. 16, 17).

Alternativen: Hormonspirale (first line Therapie; 1), Depot-Gestagene; Antifibrinolytika (4 Aminomethylbenzoesäure, Tranexamsäure) und nichtsteroidale Antiphlogistika (Mefenaminsäure) reduzieren den Blutverlust um bis zu 50 %. Endometriumablation, Hysterektomie.

Langzykluseinfluss auf die Grunderkrankung: Bereits mit einem LZ mit nur 2 Blistern einer Mikropille kommt es zu einer signifikanten Reduzierung der Blutungstage und verbrauchten Hygieneartikel (8), die im LZ über 84/7 Tage ausgeprägter ist (2). Bei Einnahme LNG-haltiger Mikropillen bleiben am Ende des ersten Jahres in bis zu 88% die Abbruchblutungen aus (7). DNG-haltige OC führen in über 80% innerhalb des ersten Jahres zu regelmäßigen Abbruchblutungen.

Dosierungsbeispiele: Mikropille täglich 1 Dragee im LZ aus jeweils 4 oder weniger Blistern mit anschließender 7-tägiger Einnahmepause.

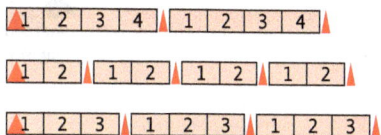

Abb. 16: Langzyklus-Varianten mit Mikropillen bei Menorrhagie.

Dosierungsbeispiel: Mikropille täglich 1 Dragee aus ≥ 9 Blistern zur kontinuierlichen LZE über Jahre.

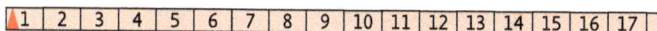

Abb. 17: Kontinuierliche Langzeiteinnahme einer Mikropille bei Menorrhagie.

Merke: Aufgrund der Effektivität ist bei der Menorrhagie der Langzyklus 84/7 Tage zu bevorzugen.

Literatur:

1. Albers JR, Hull SK, Wesley RM. Abnormal uterine bleeding. Am Fam Physician. 69 (2004) 1915–1926.
2. Anderson FD, Hait H. The Seasonale-301 Study Group: A multicenter, randomized study of an extended cycle oral contraceptive. Contraception 68 (2003) 89–96.
3. Fraser IS, Zeun S, Machlitt A, Mellinger U. A novel oral contraceptive comprising estradiol valerate/dienogest for the treatment of heavy and/or prolonged menstrual bleeding without organic cause: a double-blind, randomised placebo-controlled trial. Int J Gynecol Obstet 107 (2009) 183.
4. Hurskainen R, Grenman S, Komi I, Kujansuu E, Luoto R, Orrainen M, Patja K, Penttinen J, Silventoinen S, Tapanainen J, Toivonen J. Diagnosis and treatment of menorrhagia. Acta Obstet Gynecol Scand. 86 (2007) 749–757.
5. Kadir RA, Economides DL, Sabin CA, Owens D, Lee CA. Frequency of inherited bleeding disorders in women with menorrhagia. Lancet 351 (1998) 485–489.

6. Marjoribanks J, Lethaby A, Farquhar C. Surgery versus medical therapy for heavy menstrual bleeding. Cochrane Database Syst Rev. 2006; 2: CD003855.
7. Miller L, Hughes JP. Continuous combination oral contraceptive pills to eliminate withdrawal bleeding: a randomised trial. Obstet Gynecol 101 (2003) 653–661.
8. Miller L, Notter K. Menstrual reduction with extended use of combination oral contraceptives pills: randomized controlled trial. Obstet Gynecol 98 (2001) 771–778.
9. Rodeghiero F. Management of menorrhagia in women with inherited bleeding disorders: general principles and use of desmopressin. Haemophilia. 14 Suppl 1 (2008) 21–30.
10. Shapley M, Jordan K, Croft PR. An epidemiological survey of symptoms of menstrual loss in the community. Br J gen Pract 54 (2004) 359–363.
11. Vannella L, Aloe Spiriti MA, Cozza G, Tardella L, Monarca B, Cuteri A, Moscarini M, Delle Fave G, Annibale B. Benefit of concomitant gastrointestinal and gynaecological evaluation in premenopausal women with iron deficiency anaemia. Aliment Pharmacol Ther. 28 (2008) 422–430.

Metrorrhagie (azyklische Dauerblutung)

Definition: Die Metrorrhagie ist eine unregelmäßige und/oder länger als 10 Tage anhaltende uterine Blutung, die in unterschiedlicher Stärke – Schmierblutungen bis zu sehr starken Blutungen (Hypermenorrhö) – auftritt und keine Zyklizität erkennen lässt. In etwa 30 % liegen der Metrorrhagie organische uterine oder allgemeine Erkrankungen und in 70 % dysfunktionelle Störungen (dysfunktionelle Blutungen = DUB) zugrunde. Mitunter treten Dauerblutungen während der Therapie mit Antikoagulantien auf (4). Die meisten Adoleszentinnen mit juvenilen Blutungen werden nicht auf Gerinnungsstörungen untersucht (5).

Dysfunktionelle Blutungen: DUB treten bevorzugt in der Adoleszenz, besonders den ersten zwei oder drei Jahren nach der Menarche als juvenile Blutungen sehr häufig auf, können sich aber auch bis zu 6 Jahren danach einstellen, neigen zum Rezidiv und führen sehr häufig zur Eisenmangelanämie (6). Sie nehmen bereits nach dem 37. Lebensjahr zu und sind am Ende der Geschlechtsreife in der Prämenopause wieder häufiger (8). Während der Geschlechtsreife und im Anschluss an das Wochenbett sind sie seltener. Die Ursachen sind vorwiegend hormonell, meist persistierende Follikel. Bei der Behandlung dysfunktioneller Blutungen sind daher folgende Faktoren zu beachten:

• das Alter der Patientin,
• die Dauer der Blutungen,
• der histologische Befund.

In Abhängigkeit vom Alter empfiehlt sich folgendes Vorgehen:
Adoleszenz: Bei juvenilen Blutungen sollte auf die Hysteroskopie mit anschließender Kürettage verzichtet werden, da sie nur sehr, sehr selten noch indiziert ist (2). Die fraktionierte Abrasio wird bei Adoleszentinnen nicht mehr benötigt (3). Nach der hormonellen Blutstillung, die in Abhängigkeit von der Blutungsdauer erfolgt, schließt sich die Prophylaxe in Abhängigkeit vom vorausgegangenen Blutverlust an.
Geschlechtsreife: Während der Geschlechtsreife ist individuell zu entscheiden zwischen der Hormontherapie und der Hysteroskopie mit Kürettage. Bei einer typischen Anamnese: Dauerblutung nach Pause und Ausschluss organischer Ursachen mit unverdächtigen gynäkologischen, kolposkopischen, zytologischen und vaginalsonographischen Befunden,

kann auf die Hysteroskopie mit Kürettage verzichtet werden und primär mit der hormonalen Blutstillung begonnen werden. Kommt es unter der Hormontherapie nicht innerhalb von 4–5 Tagen zur Blutstillung, so muss die Hysteroskopie mit Kürettage, getrennt für Zervix und Korpus, nachgeholt werden. Nach der Blutstillung sollte sich die Prophylaxe anschließen.

Perimenopause: In der Perimenopause sollte zur Blutstillung stets die fraktionierter Kürettage vorgenommen werden, wobei primär mit der Hysteroskopie begonnen wird. Bei den in der Perimenopause häufiger auftretenden Rezidiven kann nach Vorliegen eines unauffälligen histologischen Befundes unter Verzicht auf die erneute Abrasio sofort die Hormonbehandlung eingeleitet werden, sofern die letzte Hysteroskopie mit fraktionierter Kürettage nicht länger als 6 Monate zurücklag.

Die Prophylaxe sollte sich mit Mikropillen zyklisch oder – besonders bei stärkeren Blutverlusten – in Form des LZ über mindestens 6 Monate erstrecken (Abb. 19).

Postmenopause: Hysteroskopie und fraktionierter Kürettage sind unabdingbar.

Hormontherapie: Bei DUB ist die Hormontherapie indiziert. Im Rahmen der Hormontherapie ist die Blutstillung bei kurzer und bei lang anhaltender dysfunktioneller Blutung von der Rezidivprophylaxe zu unterscheiden. Mit der oralen Hormonzufuhr wird zur Blutstillung innerhalb von 3–4 Tagen dieselbe erreicht, vorausgesetzt, es handelt sich um eine dysfunktionelle Störung ohne organische Ursachen. Die Hormontherapie sollte aber trotzdem über wenigstens 10–14 Tage fortgesetzt werden, da bei vorzeitiger Beendigung wieder Blutungen in unterschiedlicher Stärke und Dauer auftreten. Etwa 2–3 Tage nach Beendigung der Hormontherapie kommt es zu einer Abbruchblutung.

Zur *Blutstillung bei kurzen Dauerblutungen (< 3 Wochen)* empfiehlt sich die Verordnung von Mikropillen (Abb. 18).

Bei länger als 3 Wochen andauernder Blutung ist fast immer keine Funktionalis mehr vorhanden. Die Blutstillung und der zyklusgerechte Endometriumaufbau sind dann zu induzieren. Sie können mit einer Sequentialtherapie mit Estrogenen und Gestagenen erfolgen. Das Estrogen induziert die Blutstillung und Epithelialisierung. 10 Tage später schließt sich die Estrogen-Gestagen-Medikation über 12–14 Tage an bei der das proliferierte Endometrium transformiert wird. 2–3 Tage nach Beendigung der Hormontherapie setzt die Abbruchblutung ein (Abb. 20, 21).

Rezidivprophylaxe: Die hormonelle Prophylaxe ist besonders bei Adoleszentinnen und Frauen in der Prämenopause indiziert, da in diesen beiden Lebensphasen die DUBs gehäuft zu Rezidiven neigen. Die Prophylaxe sollte in der Adoleszenz über wenigstens 3 Monate und in der Prämenopause über 6 Monate vorgenommen werden. Bei Adoleszentinnen unter 16 Jahren mit einem jüngeren gynäkologischen Alter (Jahre nach der Menarche) kann der kurze LZ aus 2 Blistern bevorzugt Anwendung finden (Abb. 19).

Alternativen: Bei Adoleszentinnen ist die fraktionierte Abrasio nur sehr, sehr selten indiziert (2). In der Geschlechtsreife und Prämenopause sind die Hysteroskopie und fraktionierte Abrasio mit anschließender Einlage einer Hormonspirale die echten Alternativen.

Langzykluseinfluss auf die Grunderkrankung: Blutungsstärke und Blutungsdauer werden durch den LZ reduziert und die durch persistierende Follikelzysten induzierten Metrorrhagien werden vermieten, da durch den LZ eine stärkere und vor allem längere Supprimierung der gestörten Ovarialfunktion erreicht wird. Bereits mit einem LZ aus nur 2 Blistern einer Mikropille kommt es zu einer signifikanten Reduzierung der Blutungstage und verbrauchten Hygieneartikel (7), die im LZ über 84/7 Tage noch wesentlich ausgeprägter ist (1). In Anpassung an den endogenen Ovarialzyklus sollte nach Möglichkeit der LZ über 84/7 Tage gewählt werden, in dem es nur noch 4-mal pro Jahr im einnahmefreien Intervall zu einer unterschwelligen gonadotropinabhängigen Follikelreifung kommen kann.

Dosierungsbeispiele: *Blutstillung bei kurzen Dauerblutungen (< 3 Wochen):* Mikropille täglich 2 Dragees über mindestens 10, besser 14 Tage. Nach der Abbruchblutung LZ aus 2 × 4 Blistern, täglich 1 Dragee, bei Adoleszentinnen unter 16 Jahren 2-mal bis 4-mal 2 Blister, anschließend LZ mit 4 Blistern.

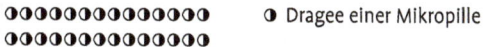

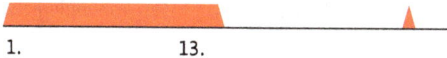

Abb. 18: Hormonale Blutstillung dysfunktioneller Blutungen bei einer Blutungsdauer bis zu 3 Wochen mit einer Mikropille.

Nach der Abbruchblutung wird zum LZ (2 × 4 Blister) übergegangen. Es kann aber auch primär mit einer Mikropille im LZ oder der LZE behandelt werden (Abb. 20, 21).

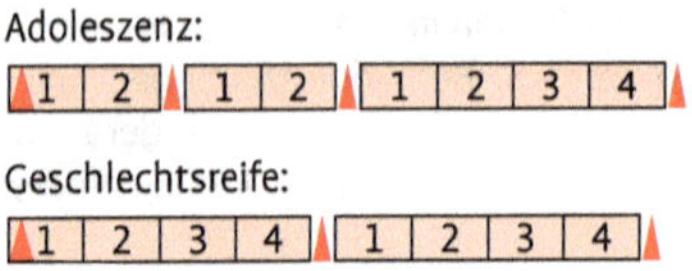

Adoleszenz:

Geschlechtsreife:

Abb. 19: Langzyklus-Varianten zur Rezidiv-Prophylaxe der Metrorrhagien in der Adoleszenz und Geschlechtsreife.

Dosierungsbeispiele: *Länger als 3 Wochen andauernde Dauerblutungen:* Ein Estrogen, 2 mg Estradiol oder Estradiolvalerat täglich über 20 bis 22 Tage und zusätzlich die letzten 12 bis 14 Tage ein Gestagen, 2 bis 4 mg CMA oder 5 mg MPA.

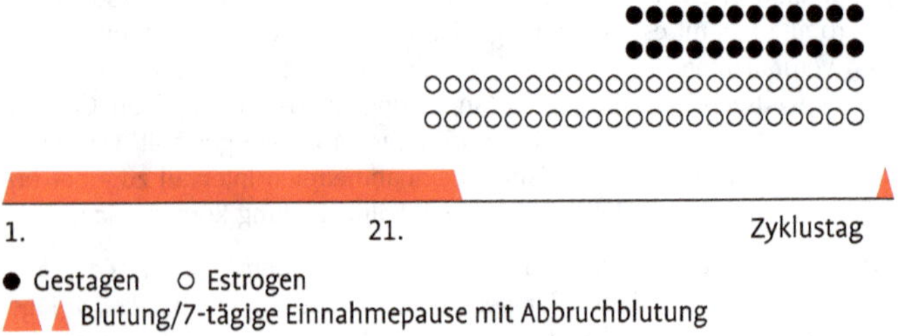

1.   21.   Zyklustag

● Gestagen   ○ Estrogen
▲ Blutung/7-tägige Einnahmepause mit Abbruchblutung

Abb. 20: Hormonale Blutstillung dysfunktioneller Blutungen bei einer Blutungsdauer von länger als 3 Wochen mit einer klassischen Estrogen-Gestagen-Sequentialtherapie.

Dosierungsbeispiele: Mikropille täglich 1 Dragee im LZ aus jeweils 4 Blistern mit anschließender 7-tägiger Einnahmepause oder kontinuierliche LZE aus mehr als 9 Blistern.

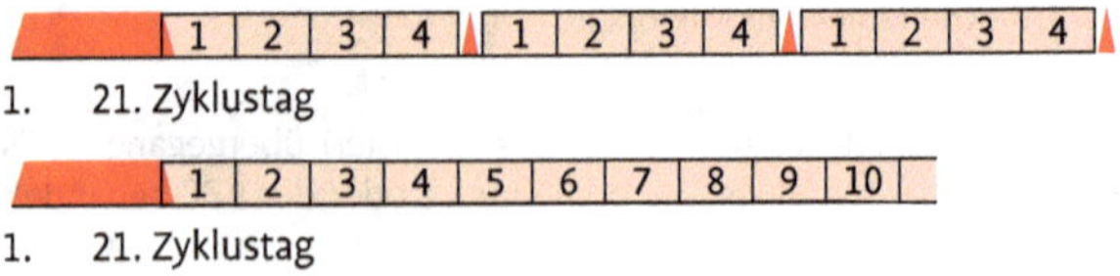

1.   21. Zyklustag

1.   21. Zyklustag

Abb. 21: Hormonale Blutstillung dysfunktioneller Blutungen bei einer Blutungsdauer von länger als 3 Wochen mit einer Mikropille in Langzyklen und als Langzeiteinnahme.

Merke: Dauerblutungen werden in der Abhängigkeit vom Alter und der Blutungsdauer mit Hormonen behandelt.

Literatur:

1. Anderson FD, Hait H. The Seasonale-301 Study Group: A multicenter, randomized study of an extended cycle oral contraceptive. Contraception 68 (2003) 89–96.
2. Deligeoroglou E. Dysfunctional uterine bleeding. Ann NY Acad Sci. 816 (1997) 158–64.
3. Duflos-Cohade C, Amandruz M, Thibaud E. Pubertal metrorrhagia. J Pediatr Adolesc Gynecol. 9 (1996) 16–20.
4. Fuentes Pradera MA, Suárez Delgado JM, Yanes Vidal G, Yerga Pozo G. Massive metrorrhagia in a patient under warfarin anticoagulation. Rapid reversal with a concentrated prothrombin complex (Prothromplex Immuno TIM 4 600 IU). Rev Esp Anestesiol Reanim. 53 (2006) 669–671.
5. Kulp JL, Mwangi CN, Loveless M. Screening for coagulation disorders in adolescents with abnormal uterine bleeding. J Pediatr Adolesc Gynecol. 21 (2008) 27–30.
6. Matytsina LA, Zoloto EV, Sinenko LV, Greydanus DE. Dysfunctional uterine bleeding in adolescents: concepts of pathophysiology and management. Prim Care. 33 (2006) 503–515.
7. Miller L, Notter K. Menstrual reduction with extended use of combination oral contraceptives pills: randomized controlled trial. Obstet Gynecol 98 82001) 771–778.
8. Schröder R. Der mensuelle Genitalzyklus des Weibes und seine Störungen. Hdb Gynäk (Stöckel), $^1/_2$. – München, Bergmann, 1928.

Zusatzblutungen

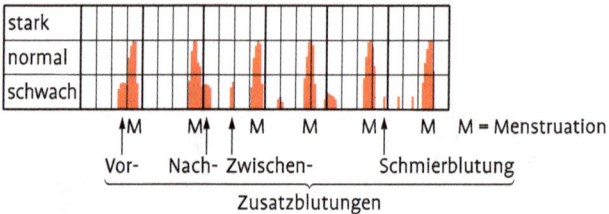

stark																								
normal																								
schwach																								

↑M   M↑ ↑ M   M   M↑   M   M = Menstruation

Vor-   Nach- Zwischen-   Schmierblutung

Zusatzblutungen

Definition: Als *Zusatzblutungen* werden alle zusätzlich zur normalen Menstruation auftretende Blutungen bezeichnet. Das sind alle Blutungen, die im Verlaufe eines Zyklus unabhängig vom Tempo (Eumenorrhö, Polymenorrhö oder Oligomenorrhö) nach der Menstruation festgestellt werden. Zusatzblutungen sind die häufigste Blutungsstörung, die in den verschiedenen Lebensphasen in einer Häufigkeit von ca. 25 % in unterschiedlicher Dauer und Stärke auftreten, wobei ca. 17 % spontan sich einstellen und 6 % postkoital bemerkt werden. Stress kann die Inzidenz der Zusatzblutungen erhöhen (4). Nach der *Ursache* werden funktionell bedingte (hormonale, dyshormonale, dysfunktionelle Blutungsstörungen: *Nachblutungen (postmenstruelle Blutung), Vorblutungen (prämenstruelle Blutungen), Zwischenblutungen (Ovulationsblutung)*, nach Einnahme von OC: zyklisch, LZ, LZE, nach Gestagenapplikation: kontinuierlich, estrogenfreier Ovulationshemmer, Minipille, nach jeglicher Hormontherapie), stressinduzierte und organisch bedingte Zusatzblutungen (Entzündungen: Kolpitis, Zervizitis, Endometritis; Ektopie der Portio, Polypen (Zervix, Isthmus, Korpus), submuköse Myome, Endometriosis uteri interna, Adenomyosis uteri, Karzinome (Vulva, Vagina, Zervix, Korpus, Tuben), Sarkome, Verletzungen (Vagina, Portio), Hypertonus, hämorrhagische Diathesen, ektope Gravidität) unterschieden.
Nach dem Rhythmus des Auftretens lassen sich die Zusatzblutungen in *zyklische* auftretende (periodisch von Zyklus zu Zyklus wiederkehrend) und *azyklische* Zusatzblutungen (unregelmäßig in Stärke und Dauer) unterteilen. Zusatzblutungen während der Hormonanwendung können sowohl auf einer abnormen Angiogenese mit verstärkter Gefäßbrüchigkeit bei zunehmender Enzymaktivität im Gewebe, die über einen beeinträchtigten Hämostasemechanismus lokalisiert in den oberflächlichen Schichten des Endometriums zu einem Gewebszusammenbruch führt, als auch durch organische Ursachen, die am Endometrium über einen ähnlichen Mechanismus ausgelöst werden, bedingt sein (1).

Hormontherapie: Erst nach Ausschluss organischer Ursachen kann eine dysfunktionelle Störung als Ursache der Zusatzblutungen angenommen werden. Erst dann ist die Behandlung mit Hormonen möglich. In Abhängigkeit vom Wunsch der Patientin werden die Hormone entweder lediglich für die Zeit des betreffenden Ereignisses verordnet oder es wird versucht, eine Umstimmung der hypothalamisch-hypophysären Achse durch eine zyklische Anwendung von OC im LZ über 3–6 Monate, zu erreichen.

Alternativen: Umsetzen auf eine andere Mikropille, Vaginalring, IUS, Beratung zur Stressbeseitigung.

Langzykluseinfluss auf die Grunderkrankung: Durch den LZ werden die funktionell bedingten Zusatzblutungen beseitigt. Allerdings sind Zusatzblutungen die häufigsten Blutungsstörungen bei Einnahme von OC im LZ, besonders für die ersten 4 bis 6 Blister (2). Meist handelt es sich um Schmierblutungen (spottings), seltener um Durchbruchblutungen. Die Inzidenz der Zusatzblutungen ist im LZ vom Raucherstatus (3), der EE-Dosis und den unterschiedlichen Gestagenen mit abhängig. Bei Raucherinnen treten signifikant häufiger Zusatzblutungen auf, da von ihnen EE schneller metabolisiert und eliminiert wird. Die Inzidenz der Zusatzblutungen verringert sich im LZ sowohl für Neustarterinnen, Wechslerinnen als auch Anwenderinnen der gleichen Mikropille sehr schnell auf ca. 5% etwa vom 4. Blister an (3). Zusatzblutungen im LZ können durch den Wechsel auf eine andere Mikropille reduziert oder vermieden werden.

Dosierungsbeispiele: Mikropille täglich 1 Dragee im LZ aus jeweils 4, 3 oder 2 Blistern mit anschließender 7-tägiger Einnahmepause.

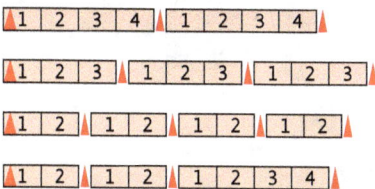

Abb. 22: Langzyklus-Varianten bei Zusatzblutungen.

Merke: Die Ursache der Zusatzblutungen ist immer zu klären. Bei Zusatzblutungen unter OC-Anwendung im LZ sind organische Ursachen auszuschließen und bei der Erfolglosigkeit der Hormontherapie sollte immer an einen bisher nicht erwähnten Stress oder Disstress gedacht und die Anamnese neu erhoben werden.

Literatur:

1. Ferency A. Pathophysiology of endometrial bleeding. Maturitas 45 (2003) 1–14.
2. Jensen JT. A continuous regimen of levonorgestrel/ethinylestradiol for contraception and elimination of menstruation. Drug Today 44 (2008) 183–195.
3. Zimmermann T. Pille im Langzyklus-Regime – medizinische Indikationen und bisherige Erfahrungen, Vortrag, 7. Strasbourger Endokrinologie-Tag des Landesverband Baden-Württemberg des Berufsverbandes der Frauenärzte e.V., Strasbourg, 9. 10. 2004.

Dysmenorrhö

Definition: Unter der Dysmenorrhö (Algomenorrhö, schmerzhafte Regelblutung) werden die menstruationsbedingten krampfartigen Unterleib-
schmerzen verstanden, die einige Stunden vor oder mit dem Blutungs-
beginn einsetzen und an denen bis zu 80 % der fertilen Frauen leiden.
Gleichzeitig können die allgemeinen Symptome Übelkeit, Erbrechen,
Schwindel, Nervosität, Kopfschmerzen, Abgespanntheit, Kollapsneigung
und Diarrhö bestehen. Unterschieden werden die *primäre Dysmenorrhö*,
die vom Einsetzen biphasischer ovulatorischer Zyklen an existiert, mit
zunehmendem Alter abnimmt aber bei Raucherinnen zunimmt, von der
sekundären Dysmenorrhö, die erst im Laufe des Lebens erworben wird
(s. Endometriose). Bei Jugendlichen besteht vorwiegend die essentiell
spastische (*dysfunktionelle primäre Dysmenorrhö*), die familiär gehäuft
sein kann. Risikofaktoren für die primäre Dysmenorrhö sind neben dem
jugendlichen Alter, das Rauchen und die Nichteinnahme von OC (1).

Hormontherapie: Bereits mit der klassischen zyklischen OC-Einnahme
über 21/7 Tage werden die dysmenorrhöabhängigen Beschwerden erheblich reduziert, wobei für CMA ein zusätzlich hemmender Einfluss auf die
Prostaglandinsynthese diskutiert wird, der zu einer Abnahme der Uteruskontraktilität führt (8). Die mit der MRT messbare Uteruskontraktilität
wird durch OC erheblich vermindert, die primäre Dysmenorrhö signifikant reduziert (4), eine Linderung der Beschwerden erreicht und die Lebensqualität dadurch erheblich verbessert. Bei Rezidiven oder dem Fort-
bestehen der Beschwerden sollte an Stelle der konventionellen zyklischen
OC-Einnahme, auch bei Jugendlichen, der LZ oder die LZE Anwendung
finden (Abb. 23, 24).

Alternativen: Vaginalring, IUS, estrogenfreier Ovulationshemmer.

Langzykluseinfluss auf die Grunderkrankung: Zu den häufigsten Indikationen der LZ-Anwendung zählt die Dysmenorrhö (6), die im LZ völlig ver-
schwindet oder aber deutlich gebessert wird, einen erheblich geringeren
Analgetikaverbrauch bedingt und zu wesentlich weniger Fehlzeiten in der
Schule, Universität und am Arbeitsplatz bei gleichzeitig erhöhter Lebensqualität führt (2).
Mit der LZE konnte auch die bei zyklischer OC-Einnahme persistierende
sekundäre Dysmenorrhö erheblich gebessert werden (7). Durch die kontinuierliche LZE profitieren die Anwenderinnen am meisten, die unter
starken zyklusabhängigen Beschwerden leiden (3), da u. a. die dysme-
norrhoischen Beschwerden nur signifikant bei der kontinuierlichen LZE
im Vergleich zur konventionellen zyklischen OC-Anwendung abnehmen
(5).

Dosierungsbeispiel: Mikropille täglich 1 Dragee zyklisch vom 5. bis 25. Zyklustag über 3 bis 6 Einnahmezyklen.

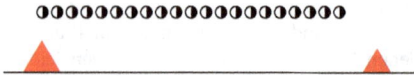

🌒 Dragee einer Mikropille

🔺 Blutung/7-tägige Einnahmepause mit Abbruchblutung

Abb. 23: Zyklische OC-Einnahme bei Dysmenorrhö.

Dosierungsbeispiele: Mikropille täglich 1 Dragee im LZ aus jeweils 4 oder 3 Blistern mit anschließender 7-tägiger Pause oder kontinuierliche LZE aus x Blistern über Jahre.

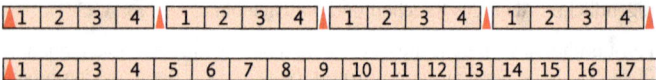

Abb. 24: Langzyklus und Langzeiteinnahme bei Dysmenorrhö.

Merke: Sowohl bei der primären als auch der sekundären Dysmenorrhö ist der LZ oder die LZE indiziert.

Literatur:

1. Burnett MA, Antao V, Black A, Feldman K, Grenville A, Lea R, Lefebvre G, Pinsonneault O, Robert M. Prevalence of primary dysmenorrhea in Canada. J Obstet Gynaecol Can. 27 (2005) 765–770.
2. Göretzlehner G, Waldmann-Rex S, Heskamp ML. Langzyklus mit einer CMA-haltigen Mikropille: Erfahrungen bei 625 Patientinnen. J Gynäkol Endokrinol 19 (2009) 48–53.
3. Jensen JT, Archer DF. Evaluation of a continuous regimen of levonorgestrel/ethinylestradiol for contraception and control of menstrual symptoms. Expert Opin Pharmacother 9 (2008) 319–327.
4. Kido A, Togashi K, Kataoka M, Maetani Y, Nakai A, Kataoka ML, Koyama T, Fujii S. The effect of oral contraceptives on uterine contractility and menstrual pain: an assessment with cine MR imaging. Hum Reprod. 22 (2007) 2066–2071.
5. Machado RB, de Melo NR, Maia H Jr. Bleeding patterns and menstrual related symptoms with the continuous use of a contraceptive combination of ethinylestradiol and drospirenone: a randomized study. Contraception 81 (2010) 215–222.

6. Maix-Studie, Grünenthal GmbH. Langzyklus-Anwendung von oralen Kontrazeptiva: Bundesweite Erhebung bei 1.743 Gynäkologen. Frauenarzt Supplement 45 (2004) 1–7.

7. Vercellini P, Pietropaolo G, De Giorgi O, Pasin R, Chiodini A, Crosignani PG. Treatment of symptomatic rectovaginal endometriosis with an estrogen-progestogen combination versus low-dose norethisterone acetate. Fertil Steril 84 (2005) 1375–1387.

8. Zahradnik HP. Belara® – a reliable oral contraceptive with additional benefits for health and efficacy in dysmenorrhoea. Eur J Contracept Reprod Health Care 10 (Suppl 1) (2005) 12–18.

Prämenstruelles Syndrom

Definition: Das PMS umfasst einen Beschwerdenkomplex aus gynäkologischen, vegetativen und psychischen Symptomen, die 14–4 Tage vor der Menstruation beginnen und sich in mindestens 3 Zyklen wiederholen. Gewöhnlich lassen die Beschwerden mit dem Einsetzen der Blutung nach oder bessern sich. Die Prävalenz wird mit 30 %–70 % angegeben. Die Symptome sind überaus mannigfaltig und wechselhaft. Bei bis zu 10 % der Frauen liegt die schwere Form der prämenstruellen dysphorischen Befindlichkeitsstörungen (Premature dysphoric disorder = PMDD) vor. Die Ätiologie ist bisher nicht ausreichend geklärt und demzufolge sind die Behandlungsmethoden vielfältig.

Hormontherapie: Unter den OC haben sich beim PMS mit Wassereinlagerung (Ödeme, Brustspannen, Spannungsgefühl im Unterleib) und den PMDD DRSP-haltige Mikropillen bewährt (2, 5), während DNG- und CMA-haltige Mikropillen im LZ bei Dominanz der psychischen Symptome zu bevorzugen sind (3).

Alternativen: Hormonspirale, estrogenfreier Ovulationshemmer.

Langzykluseinfluss auf die Grunderkrankung: Die unterschiedlichen Langzyklen bis zu 168 Tagen erbrachten im Vergleich zur konventionellen zyklischen OC-Anwendung eine weitere deutliche signifikante Linderung der Symptome des PMS (2, 3, 5). Mit der LZE wird die Inzidenz der menstruationszyklusabhängigen Symptome des PMS und PMDD signifikant reduziert (1). Mit LNG-haltigen OC konnte bei kontinuierlicher LZE ebenfalls eine Reduzierung der Symptomatik erreicht werden. Das PMS und die PMDD wurden daher zu off label use Indikationen (4). Das einnahmefreie OC-Intervall sollte beim PMS und vor allem beim PMDD so kurz wie möglich sein oder ganz vermieden werden (6).

Dosierungsbeispiele: Mikropille mit DRSP, DNG, CMA oder LNG als Gestagen täglich 1 Dragee zur kontinuierlichen LZE aus x Blistern über Jahre oder im LZ aus jeweils 8 oder 4 Blistern mit anschließender 7-tägiger Einnahmepause.

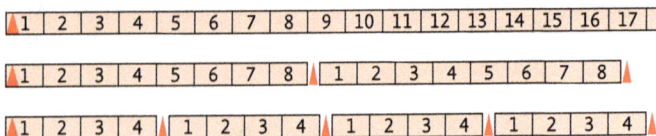

Abb. 25: Langzeiteinnahme und Langzyklus-Varianten bei PMS und PMDD.

Merke: PMS und PMDD sind off label use Indikationen für die OC-Anwendung zur kontinuierlichen Langzeiteinnahme oder im Langzyklus. Das OC-Einnahmefreie Intervall sollte so kurz und selten wie möglich sein.

Literatur:

1. Clayton AH. Symptoms related to the menstrual cycle: diagnosis, prevalence and treatment. J Psychiatr Pract 14 (2008) 13–21.
2. Coffee AL, Kuehl TJ, Willis S, Sulak PJ. Oral contraceptives and premenstrual symptoms: comparison of a 21/7 and extended regimen. Am J Obstet Gynecol. 195 (2006) 1311–1319.
3. Göretzlehner G, Waldmann-Rex S, Heskamp ML. Langzyklus mit einer CMA-haltigen Mikropille: Erfahrungen bei 625 Patientinnen. J Gynäkol Endokrinol 19 (2009) 48–53.
4. Jensen JT. A continuous regimen of levonorgestrel/ethinylestradiol for contraception and elimination of menstruation. Drugs of Today 44 (2008) 183–195.
5. Sillem M, Schneidereit R, Heithecker R, Mueck AO. Use of an oral contraceptive containing drospirenone in an extended regimen. Eur J Contracept Reprod Health Care. 8 (2003) 162–169.
6. Sulak PJ. Ovulation suppression of premenstrual symptoms using oral contraceptives. Am J Manag Care. 11(16 Suppl) (2005) 492–497.

Zyklusabhängige gynäkologische Erkrankungen

Endometriose

Definition: Als Endometriose werden Absiedlungen und/oder Neubildungen, d. h. gutartige Wucherungen von Endometrium mit Drüsen, Stroma, Nerven und peristromaler glatter Muskulatur außerhalb des Cavum uteri verstanden. Dieses heterotope Endometrium folgt morphologisch der zyklusgerechten Modulation durch die Sexualsteroide nur unvollkommen.

Bei der Endometriose handelt es sich um eine Funktionsstörung mit estrogenabhängiger Autonomie, die weitestgehend nur dem 70- bis 84-tägigen, nicht dem 28-tägigen Ovarialzyklus folgt. Die Endometriose ist auf Grund ihrer Abhängigkeit vom Estradiol nur in der Geschlechtsreife symptomatisch, kann aber durch exogene Estrogene, jedoch nicht oder nur sehr schwach durch EE, stimuliert bzw. reaktiviert werden. Während der Menstruation kommt es immer zur Desquamation von Funktionalis, Spongiosa und Fragmenten des basalen Endometrium mit Rezeptoren mit hoher mitotischer Aktivität, die als „Saat" für neue Implantate und Proliferationen wirksam werden können.

Die Endometrioseherde sind unterschiedlich aufgebaut, wobei nebeneinander aktive und inaktive Herde existieren. Die aktiven Endometrioseherde können zu Verwachsungen mit der Umgebung führen, die dann zu Schmerzen besonders im kleinen Becken führen. Außerdem ist die Endometriose noch mit Dysmenorrhö, Dyspareunie, Dyschezie, Infertilität und Migräne sowie einem 4-fach höheren Risiko für ein Ovarialkarzinom und einem 2-fach höherem Risiko für ein Mammakarzinom sowie einem erhöhten Risiko für ein Non-Hodgkin-Lymphom und einem Melanom assoziiert.

Hormontherapie: Die Hormontherapie beruht auf der Beobachtung, dass sich die Endometriose während einer *Amenorrhö,* besonders während der *Schwangerschaft,* bessert oder ganz zurückbildet. Mit GnRH-Analoga, OC oder Gestagenen kann vor allem nach der Herdsanierung behandelt werden. Zur Rezidivvermeidung und Schmerztherapie werden Mikropillen oder Gestagenen verordnet. Bisher existieren aber keine Aussagen zur erforderlichen Kontinuität der Hormontherapie bei einer operativ sanierten Endometriose. Diese Kontinuität ist aber unabdingbar, wenn die Inzidenz der Rezidive niedrig sein oder reduziert werden soll. Durch eine *kontinuierliche* Hormontherapie können nicht nur ausgedehnte Endometrioseherde kleiner und damit technisch operabel werden, sondern Rezidive reduziert oder vermieden werden.

Bei Endometriomen (Endometriosezysten) ist jede Hormonbehandlung un-
wirksam. Nach Exstirpation des Endometrioms kann aber die erneute Bildung derselben bereits durch die zyklische OC-Einnahme verhindert werden (5).

Alternativen: Dienogest, Depot-Gestagene; Hormonspirale besonders bei
rektovaginaler Endometriose.

Langzykluseinfluss auf die Grunderkrankung: Die Einnahme von OC reduziert das Risiko für die Entstehung einer Endometriose. Da die proliferative Aktivität von EE wesentlich geringer ist als die von Estradiol (1), kann
die Endometriose während der Einnahme von Mikropillen ruhig gestellt
werden. Die zyklische Einnahme der OC wird daher als *first line therapy*
bezeichnet. Allerdings kann die Rolle der OC bei zyklischer Anwendung
bisher nicht endgültig eingeschätzt werden (2). Mit den OCs wird lediglich die gonadotropinabhängige Phase des Ovarialzyklus einschließlich
der ovariellen Steroidbiosynthese für die Zeit der Einnahme reduziert. Das
betrifft die Reifung der Follikel bis zur Auswahl des dominanten Follikels.
Die Rekrutierung der Primordialfollikel und die Apoptose, Prozesse die
sich genetisch determiniert autonom vollziehen, werden nicht beeinflusst.
Bereits während der 13 siebentägigen Einnahmepausen pro Jahr und den
dazugehörigen Abbruchblutungen besteht bei der zyklischen Anwendung
das Risiko für die Aktivierung der Endometriose durch die endogene Steroidbiosynthese in der Pause und die Verschleppung von Endometrium
zur Zeit der Abbruchblutungen. Unabhängig davon ist die Intensität der
Dysmenorrhö, Schmerzen im Unterbauch und Dyspareunie geringer. Die
Anwendung von OC als LZ oder noch besser als LZE ist sinnvoll (4), da
dadurch die Einnahmepausen mit Abbruchblutungen reduziert werden
bzw. entfallen und die Möglichkeit der Verschleppung von Endometrium
wesentlich geringer werden. Nach dem Absetzen der OC kehren die
Symptome wieder (3). Wird nach der Diagnosestellung die Behandlung
mit GnRH-Analoga begonnen, so kann spätestens 3 Wochen nach der
letzten GnRH-Analoga-Injektion mit der Einnahme einer Mikropille begonnen werden (Abb. 26).

Dosierungsbeispiele: Mikropille täglich 1 Dragee als kontinuierliche LZE aus x Blistern über Jahre, im LZ aus jeweils 4 oder 9 Blistern mit anschließender 7-tägiger Einnahmepause.

Langzeiteinnahme:

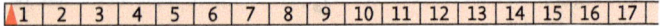

| 1 | 2 | 3 | 4 | 5 | 6 | 7 | 8 | 9 | 10 | 11 | 12 | 13 | 14 | 15 | 16 | 17 |

Langzyklus:

| 1 | 2 | 3 | 4 | 5 | 6 | 7 | 8 | 9 | 1 | 2 | 3 | 4 | 5 | 6 | 7 | 8 |

| 1 | 2 | 3 | 4 | 1 | 2 | 3 | 4 | 1 | 2 | 3 | 4 | 1 | 2 | 3 | 4 |

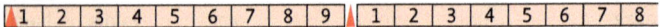

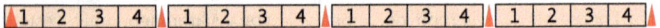

Abb. 26: Langzeiteinnahme und Langzyklus-Varianten bei Endometriose.

Merke: Bei Endometriose sind die LZE oder der LZ mit Mikropillen indiziert.

Literatur:

1. Brosens IA, Pijnenborg R. Comparative study of the estrogenic effect of ethinylestradiol and mestranol on the Endometrium. Contraception 14 (1976) 679–685.
2. Davis L, Kennedy S, Moore J, Prentice A. Modern combined oral contraceptives for pain associated with endometriosis. Cochrane Database Syst Rev 2007; CD001019.
3. Parazzini F, Ferraroni M, Bocciolone L, Tozzi L, Rubessa S, LaVechia C. Contraceptive methods and risk of pelvic endometriosis. Contraception 49 (1994) 47–55.
4. Vercellini P, Pietropaolo G, De Giorgi O, Pasin R, Chiodini A, Crosignani PG. Treatment of symptomatic rectovaginal endometriosis with an estrogen-progestogen combination versus low-dose norethisterone acetate. Fertil Steril; 84 (2005) 1375–1387.
5. Vercellini P, Somigliana E, Daguati R, Vigano P, Meroni F, Crosignani PG. Postoperative oral contraceptive exposure and risk of endometrioma recurrence. Am J Obstet Gynecol; 198 (2008) 504–505.

Myome (Uterus myomatosus)

Definition: Ein Myom ist ein benigner mesenchymaler Tumor, der überwiegend aus Muskelfasern besteht. Im Uterus treten sowohl Leio- als auch Adenomyome auf. Diese kommen oft multipel vor und ihr Wachstum ist estrogenabhängig. Wachstum und Entwicklung der Myome erfolgen fast ausschließlich in der Geschlechtsreife. Sowohl die Prävalenz als auch die Inzidenz sind hoch. Jede 5. Frau nach dem 30. Lebensjahr ist eine Myomträgerin, aber keine Myomkranke. Viele Myome sind symptomlos und bedürfen keiner Therapie.

Hormontherapie: Estrogene fördern und Gestagene hemmen das Wachstum der Myome. Die Inzidenz ist unter der Anwendung von OC geringer. Die Risikominderung wurde bei 10-jähriger OC-Anwendung mit 31 % angegeben (7). Mit zunehmender OC-Einnahmedauer nimmt das Risiko weiter ab. So beträgt bei einer OC-Anwendung von < 3 Jahren das RR 1,1 gegenüber einem RR von 0,8 bei einer OC-Einnahme > 3 Jahre hinaus (6). Bei einer Anwendung von 4–6 Jahren beträgt das RR 0,8, während es nach > 7 Jahren auf 0,5 absinkt (1). Die niedrig dosierten Mikropillen führten innerhalb einer kontrollierten, nicht randomisierten Studie über 2 Jahre nicht zu einer signifikanten Zunahme des Myomvolumens, aber die Blutungsdauer nahm signifikant ab und der Hämatokrit signifikant zu (5). OC entfalten einen direkt hemmenden Effekt auf die Aromatase im eutopen Endometrium bei Frauen mit submukösen und intramuralen Myomen (4). Bei kleinem Uterus myomatosus mit Hypermenorrhö oder Menorrhagie kann die zyklische Estrogen-Gestagen-Kombinationstherapie, bei sehr starken Blutungen auch der LZ oder die LZE zur therapeutischen Amenorrhö indiziert sein. Gestagenbetonte Kombinationspräparate sind zu bevorzugen.

Alternativen: Depot-Gestagene, Hormonspirale, Vaginalring, kontrazeptives transdermales Pflaster, estrogenfreier Ovulationshemmer, Minipillen. Bei submukösen Myomen sind sowohl das IUP als auch die Hormonspirale kontraindiziert.

Langzykluseinfluss auf die Grunderkrankung: Im LZ oder bei der LZE dürfte das Risiko für Myome noch weiter reduziert werden. Die mit Myomen assoziierten Blutungsstörungen werden durch OC im LZ oder als LZE vermieden. Mit der Hormonspirale können Blutungsstörungen bei Myomträgerinnen behandelt werden. Das Volumen der Myome wird aber nicht reduziert (2, 3). Depot-MPA hemmt nachweislich die Entwicklung von Myomen (8).

Dosierungsbeispiele: Mikropille täglich 1 Dragee im LZ aus 9 Blistern mit anschließender 7-tägiger Pause oder als kontinuierliche LZE über Jahre.

Langzyklus:

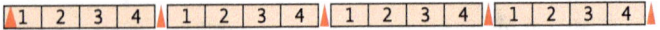

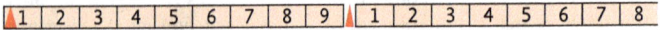

Langzeiteinnahme:

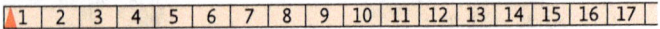

Abb. 27: Langzyklus-Varianten und kontinuierliche Langzeiteinnahme bei Uterus myomatosus.

Merke: Die OC-Anwendung als LZE oder im LZ sind bei einem symptomatischen Uterus myomatosus mit Blutungsstörungen zu bevorzugen. Sequenzpräparate oder estrogenbetonte OC sollten bei einem Uterus myomatosus vermieden werden.

Literatur:

1. Chiaffarino F, Parazzini F, La Vecchia C, Marsico S, Surace M, Ricci E. Use of oral contraceptives and uterine fibroids: results from a case control. Br J Obstet Gynaecol 106 (1999) 857–860.
2. Kaunitz AM. Progestin-releasing intrauterine systems and leiomyoma. Contraception 75 (2007) 130–133.
3. Magalhaes J, Aldirghi JM, de Lima GR. Uterine volume and menstrual patterns in users of the levonorgestrel-releasing intrauterine system with idiopatic menorrhagia or menorrhagia due to leiomyomas. Contraception 75 (2007) 193–198.
4. Maia H Jr., Pimentel K, Casoy J, Correia T, Freitas, LA, Zausner B, Athayde C, Coutinho E: Aromatase expression in the eutopic endometrium of myomatous uteri: the influence of the menstrual cycle and oral contraceptive use. Gynecol Endocrinol. 23 (2007) 320–324.
5. Orsini G, Laricchia L, Fanelli M. Low-dose combination oral contraceptives use in women with uterine leiomyomas. Minerva Ginecol. 54 (2002) 253–261.
6. Parazzini F, Negri E, La Veccia C, Fedele L, Rabaiotti M, Luchini L. Oral contraceptive use and risk of uterine fibroids. Obstet Gynecol 79 (1992) 430–433.
7. Ross RK, Pike MC, Vessey MP, Bull D, Yeates D, Casagrande JT. Risk factors for uterine fibroids: reduced risk associated with oral contraceptives. Br Med J (Clin Res Ed) 293 (1986) 359–362.
8. Wise LA, Palmer JR, Harlow BL, Spiegelman D, Stewart EA, Adams-Campbell LL, Rosenberg L. Reproductive factors, hormonal contraception, and risk of uterine leiomyomata in African-American women: a prospective study. Am J Epidemiol 159 (2004) 113–123.

Endometriumhyperplasie – einfache Hyperplasie (glandulär-zystische Hyperplasie), komplexe Hyperplasie (adenomatöse Hyperplasie)

Definition: Eine Endometriumhyperplasie ist eine übermäßige Proliferation des Endometriums mit vermehrter Drüsenbildung bedingt durch einen Estrogenüberschuss oder ein Gestagendefizit. Unterschieden wird die einfache Hyperplasie (glandulär-zystische Hyperplasie), die sowohl in der Adoleszenz als auch in der Perimenopause gehäuft auftritt, von der als Präkanzerose zu betrachtenden komplexen Hyperplasie (adenomatöse Hyperplasie), die meist erst in der Prämenopause beobachtet wird.

Hormontherapie: OC haben sich bei einfacher Hyperplasie zur Therapie und Prophylaxe bewährt. Besonders gestagenbetonte OC mit niedrigem EE-Anteil (20 μg) werden bevorzugt verordnet.

Bei der komplexen Hyperplasie (adenomatösen Hyperplasie) ist in jedem Fall die höher dosierte kontinuierliche Gestagentherapie mit anschließender Kontroll-Hysteroskopie und Histologie die Therapie der Wahl, wenn organerhaltend therapiert werden soll. Nach Ausheilen der komplexen Hyperplasie kann zur Rezidivprophylaxe eine OC-Anwendung, dann aber als LZ oder LZE sinnvoll sein.

Alternativen: Depot-Gestagene, Hormonspirale. Minipillen und der estrogenfreie Ovulationshemmer sind zur Therapie von einfachen Hyperplasien (glandulär-zystischen Hyperplasien) zu niedrig dosiert, außerdem stören die initial häufigen Zusatzblutungen.

Langzykluseinfluss auf die Grunderkrankung: Bei einfachen Hyperplasien (glandulär-zystischen Hyperplasien) werden gestagenbetonte OC zur Therapie erfolgreich eingesetzt (5). Dadurch wird das Risiko für eine einfache Hyperplasie erheblich reduziert. Für die komplexe Hyperplasie (adenomatöse Hyperplasie) sind Gestagene in hoher Dosierung unabdingbar, so dass die Minipillen und der estrogenfreie Ovulationshemmer wegen ihrer zu niedrigen Dosierung nicht zu empfehlen sind.

Weder im LZ (1) noch nach LZE (2, 6) konnten in den Biopsien aus dem Endometrium einfache oder komplexe Hyperplasien nachgewiesen werden. OC im LZ oder als LZE sind bei der einfachen Hyperplasie oder nach Therapie einer komplexen Hyperplasie empfehlenswert und klinisch zu bevorzugen wegen der hohen Rate der ausbleibenden Abbruchblutungen.

Die Hormonspirale ist eine sichere und effektive Alternative zur Behandlung der einfachen Hyperplasie (3, 4), wobei die signifikante Reduktion der Expression des PR (Progesteron-Rezeptors) ein sicherer Marker für die Gestagenwirkung der Hormonspirale darstellt (7).

Dosierungsbeispiele: Mikropille täglich 1 Dragee im LZ aus 9 Blistern mit anschließender 7-tägiger Pause oder als kontinuierliche LZE über Jahre.

Langzyklus:

1	2	3	4	5	6	7	8	9	1	2	3	4	5	6	7	8

Langzeiteinnahme:

1	2	3	4	5	6	7	8	9	10	11	12	13	14	15	16	17

Abb. 28: Langzyklus und kontinuierliche Langzeiteinnahme bei einfacher oder nach komplexer Hyperplasie.

Merke: Bei einfacher Hyperplasie stellt die OC-Anwendung im LZ oder als LZE eine sinnvolle Therapieoption sowohl bei Adolezentinnen als auch in der Perimenopause dar.

Literatur:

1. Anderson FD, Feldman R, Reape KZ. Endometrial effects of a 91-day extended-regimen oral contraceptive with low-dose estrogen in place of placebo. Contraception. 77 (2008) 91–96.
2. Anderson FD, Hait H, Hsiu J, Thompson-Graves AL, Wilborn WH, Williams RF. Endometrial microstructure after long-term use of a 91-day extended-cycle oral contraceptive regimen. Contraception. 71 (2005) 55–59.
3. Buttini MJ, Jordan SJ, Webb PM. The effect of the levonorgestrel releasing intrauterine system on endometrial hyperplasia: an Australian study and systematic review. Aust N Z J Obstet Gynaecol. 49 (2009) 316–322.
4. Haimoivich S, Checa MA, Mancebo G, Fusté P, Carreras R. Treatment of endometrial hyperplasia without atypia in peri- and postmenopausal women with a levonorgestrel intrauterine device. Menopause. 15 (2008) 1002–1004.
5. Hickey, M, Higham J, Fraser IS. Progestogens versus estrogens and progestogens for irregular uterine bleeding associated with anovulation. Cochrane Database Syst Rev 4 (2007) CD001859.
6. Johnson JV, Grubb GS, Constantine GD. Endometrial histology following 1 year of a continuous daily regimen of levonorgestrel 90 micro g/ethinyl estradiol 20 micro g. Contraception. 75 (2007) 23–26.
7. Wildemeersch D, Janssens D, Pylyser K, De Wever N, Verbeeck G, Dhont M, Tjalma W. Management of patients with non-atypical and atypical endometrial hyperplasia with a levonorgestrel-releasing intrauterine system: long-term follow-up. Maturitas. 57 (2007) 210–213.

Ovarialzysten, funktionelle

Definition: Zu den funktionellen Ovarialzysten gehören Follikelzysten und Corpus luteum Zysten (Luteinzysten) die während der fertilen Phase nicht selten sind und aus denen durch Einblutung Schokoladenzysten entstehen können. Abzugrenzen sind von den funktionellen Ovarialzysten die Parovarialzysten, Endometriosezysten und zystische Ovarialtumoren.

Hormontherapie: Zysten werden durch eine Hormontherapie weder mit Gestagenen allein hochdosiert noch durch OC beeinflusst. Funktionelle Zysten bilden sich innerhalb von 12 Wochen spontan zurück. Die OC-Einnahme übt keinen Einfluss auf die Rückbildung der Zysten aus (1). Allerdings kann durch OC die Bildung von Ovarialzysten vermieden werden. OC reduzieren bei zyklischer Einnahme das RR für die Entstehung von funktionellen Zysten von 19 bei Nichtanwenderinnen auf 2,2 bei Einnahme von Mikropillen und auf 1,1 bei Einnahme von OC mit einer EE-Dosis ≥ 35 mg (3). Unter Minipillen, Sequenzpräparaten, dem estrogenfreien Ovulationshemmer und bei Anwendung der Hormonspirale ist das Zysten-Risiko erhöht.

Alternativen: Vaginalring, transdermales kontrazeptives Pflaster, Depot-Gestagene.

Langzykluseinfluss auf die Grunderkrankung: Laut Cochrane Review von 2006 sind OC vom Kombinationstyp zur Behandlung von funktionellen Ovarialzysten nicht geeignet. Persistierende Zysten tendieren zum Pathologischen (Endometriome, Parovarialzysten, echte Neubildungen), sind nicht physiologisch und bedürfen des chirurgischen Managements (2). Im LZ und bei LZE von OC wird das Risiko für die Entwicklung von funktionellen Zysten weiter reduziert. Aus diesem Grunde sollte Frauen, deren Ovarien zur Zystenbildung neigen, zur Prophylaxe OC im LZ verordnet werden.

Dosierungsbeispiele: Mikropille täglich 1 Dragee im LZ aus 4–9 Blistern mit anschließender 7-tägiger Pause oder als kontinuierliche LZE über Jahre.

Langzyklus:

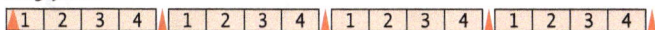

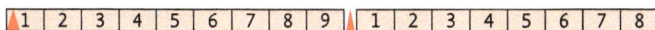

Langzeiteinnahme:

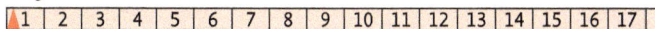

Abb. 29: Langzyklus-Varianten und kontinuierliche Langzeiteinnahme zur Prophylaxe von Ovarialzysten.

Merke: Mit OC können funktionelle Ovarialzysten nicht behandelt werden. Mit der OC-Anwendung im LZ oder als LZE kann das Risiko für Ovarialzysten weiter reduziert werden.

Literatur:

1. Graf M, Krüssel JS, Conrad M, Bielfeld P, Rudolf K. Zur Rückbildung funktioneller Zysten: Hochdosierte Ovulationshemmer und Gestagentherapie ohne zusätzlichen Effekt. Geburtshilfe Frauenheilkd 55 (1995) 387–392.
2. Grimes DA, Jones LB, Lopez LM, Schulz KF. Oral contraceptives for functional ovarian cysts. Cochrane Database Syst Rev 4 (2006) CD006134.
3. Lanes SF, Birmann B, Walker AM, Singer S. Oral contraceptive type and functional ovarian cysts. Amer J Obstet. Gynecol 166 (1992) 956–961.

Polycystische Ovarien – PCO-Syndrom (PCOS)

Definition: Das Syndrom der polyzystischen Ovarien (PCOS) umfasst eine Vielzahl sich überschneidender, schwer abgrenzbarer Dysfunktionen von Ovar und NNR und wird als Prototyp einer mit Hyperandrogenämie in Verbindung stehenden anovulatorischen Zyklusstörung aufgefasst, bei der außerdem metabolische Störungen bis hin zum Metabolischen Syndrom mit auftreten können. Seit der Rotterdamer Konsensuskonferenz 2003 gilt das PCOS als ovarielle Dysfunktion mit den drei kardinalen Merkmalen:

- Oligomenorrhö und/oder Anovulation,
- Hyperandrogenämie (Androgenisierung),
- Polyzystische Ovarien.

Von den 3 kardinalen Merkmalen müssen wenigstens 2 vorhanden sein, wenn von einem PCOS gesprochen werden soll. In die Manifestation der ovariellen Dysfunktion sind außerdem mit eingeschlossen: *Adipositas, Insulinresistenz, erhöhte LH-Werte* sowie das *Risiko für einen Diabetes mellitus – Typ 2* und *kardiovaskuläre Ereignisse*.

Sonomorphologisch sollen mindestens 12 randständige Follikel zwischen 2–9 mm oder ein Ovarvolumen ≥ 10 ml feststellbar sein.

Das PCOS ist die häufigste Endokrinopathie der Frau mit einer Prävalenz von ca. 5–10%, die nach ultrasonographischen Untersuchungen und unter Berücksichtigung der Labor-Analysen bei ca. 21% liegt. Ätiologie und Pathogenese sind nicht eindeutig geklärt, beruhen aber mit großer Wahrscheinlichkeit auf einer genetischen Grundlage. Die Manifestation erfolgt bereits während der Pubertät und Adoleszenz (1).

Hormontherapie: Die zyklische Einnahme der Mikropillen im Rhythmus 21/7 Tage kann beim PCOS nicht mehr empfohlen werden, da durch diesen Einnahmemodus kein Einfluss auf das Ovar-Volumen, die Follikelzahl und Follikelanordnung zu erreichen ist (2) und im einnahmefreien Intervall primär immer wieder die Androgensynthese im Ovar beginnt. Die Stigmata der Androgenisierung (Seborrhoe, Akne, Hirsutismus) werden dadurch in den Einnahmepausen fast immer wieder sichtbar. Durch EE wird in der Leber die SHBG-Synthese stimuliert und damit eine stärkere Androgenbindung erreicht. Antiandrogen wirksame OC können die ständige Progredienz des PCOS aufhalten und die möglichen Spätfolgen mindern oder verhindern.

Alternativen: Vaginalring, transdermales kontrazeptives Pflaster, Depot Gestagene, estrogenfreier Ovulationshemmer, Hormonspirale.

Langzykluseinfluss auf die Grunderkrankung: Es existieren keine Daten, die eine nachteilige Wirkung der OC beim PCOS dokumentieren. Die Einnahme von OC ist sehr sinnvoll, da dadurch das Grundleiden mit behandelt wird. Besonders geeignet sind zur ovariellen Suppression Mikropillen mit antiandrogenwirksamen Gestagenen. Sowohl bei Jugendlichen als auch bei Frauen ohne Kinderwunsch sollten unabhängig vom Ausmaß der Androgenisierungserscheinungen beim PCOS antiandrogenwirksame Mikropillen als LZE über Jahre oder wenigstens als LZ verordnet werden. Auch bei Adoleszentinnen sollte die Behandlung beim PCOS unabhängig vom Kinderwunsch frühestmöglich beginnen. In Abhängigkeit vom Alter kann über die Länge der Einnahme entschieden werden. Bei über 18-Jährigen ist die kontinuierliche LZE über Jahre oder wenigstens der LZ im Rhythmus 84/7 Tage zu empfehlen. Bei jüngeren Adoleszentinnen wird meist mit dem kürzeren LZ im Rhythmus 42/7 Tage begonnen, nach einem halben, spätestens nach einem Jahr zum Rhythmus 84/7 Tage gewechselt, ehe nach einem weiteren halben Jahr zur kontinuierlichen LZE ohne Pause übergegangen wird.

Dosierungsbeispiele: Mikropille täglich 1 Dragee im LZ aus jeweils 2 bis 9 Blistern oder als LZE aus x Blistern über Jahre.

Langzyklus:

| 1 | 2 | 3 | 4 | 5 | 6 | 7 | 8 | 9 | 1 | 2 | 3 | 4 | 5 | 6 | 7 | 8 |

| 1 | 2 | 3 | 4 | 1 | 2 | 3 | 4 | 1 | 2 | 3 | 4 | 1 | 2 | 3 | 4 |

| 1 | 2 | 1 | 2 | 1 | 2 | 1 | 2 | 1 | 2 | 1 | 2 | 1 | 2 |

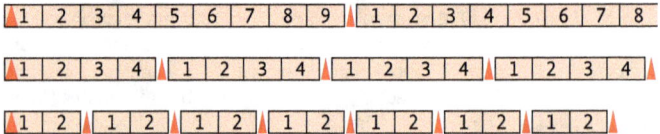

Langzeiteinnahme:

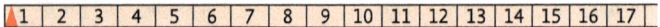

| 1 | 2 | 3 | 4 | 5 | 6 | 7 | 8 | 9 | 10 | 11 | 12 | 13 | 14 | 15 | 16 | 17 |

Abb. 30: Langzyklus-Varianten und kontinuierliche Langzeiteinnahme bei PCOS.

Merke: Bei einem PCOS sollte die Einnahme antiandrogenwirksamer Mikropillen mit CMA, DNG oder DRSP so früh wie möglich als kontinuierliche LZE oder wenigsten als LZ begonnen werden.

Literatur:

1. Franks S, McCarthy MI, Harsy K. Development of polycystic ovary syndrome: involvement of genetic and environmental factors. Int J Androl 29 (2006) 278–285.
2. Mulders AG, ten Kate-Booij M, Pal R, De Kruif M, Nekrui L, Oostra BA, Fauser BC, Laven JS. Influence of oral contraceptive pills on phenotype expressionin women with polycystic ovary syndrome. Reprod Biomed Online11 (2005) 690–696.

Androgenisierung

Unter Androgenisierungserscheinungen der Frau werden die vielfältigsten Formen der Androgenwirkung am Habitus der Frau zusammengefasst. Die Ursachen können mannigfaltig sein. Sie reichen von genetisch- bzw. rassisch bedingten über bisher nicht exakt definierte Faktoren – erhöhte periphere Umwandlung von Androgenvorstufen, verminderte Androgenbindung im Blut an Proteine, erhöhte Ansprechbarkeit der Androgenrezeptoren und der Enzyme in der Haut, vermehrte Bildung von Androgenen in den Ovarien oder in der NNR (nicht tumorbedingt und tumorbedingt) – bis zur iatrogen durch Hormone und Medikamente induzierten Androgenisierung. Die Androgenisierung geht mit typischen Symptomen einher, zu denen als sichtbare Erscheinungsformen Seborrhoe, Akne, Hirsutismus und androgenetische Alopezie zählen. Diese Symptome können unterschiedlich stark ausgeprägt sein und zur Zeit der Menstruation oder in der Einnahmepause von OC regelrecht aufblühen.

Die Notwendigkeit und Art der Therapie werden vom Ausmaß der Androgenisierungserscheinungen, der Ursache und vom Vorhandensein des Kinderwunsches bestimmt. Die Behandlung richtet sich nach dem Alter, dem Gewicht, der Stresssituation sowie endokrinologischen und/oder metabolischen Erkrankungen. Die spezifischen Grundleiden und organischen Ursachen sind gezielt zu behandeln, ehe die äußerlich erkennbaren Symptome Seborrhoe, Akne, Hirsutismus und Alopezie mit Hormonen therapiert werden. Der Therapieerfolg ist von der Behandlungsdauer abhängig. Insbesondere bei Hirsutismus und androgenetischer Alopezie ist Geduld erforderlich, da die Behandlungserfolge erst nach 9–12 Monaten sichtbar und beurteilbar werden. Bei der Seborrhoe und Akne ist frühestens nach 3 Monaten die Wirkung der Hormontherapie einzuschätzen.

Tab. 2: Formen der Androgenisierung

Defeminisierung	Maskulinisierung	Virilisierung
Sterilität	Hirsutismus	Hirsutismus
Anovulatorische Zyklen	Seborrhoe	Klitorishypertrophie
Dysfunktionelle Blutungen	Akne	Muskelhypertrophie
Amenorrhö	Alopezie	Männliche Stimme
Uterusatrophie	Stimmveränderungen	Glatzenbildung
Mammaatrophie	(leichte)	Männliche Gesichtszüge
		Männlicher Habitus

Akne

Definition: Die Akne ist im weiteren Sinne eine Erkrankung der Talg-
drüsen mit Sekretions- und Verhornungsstörungen sowie nachfolgender
Entzündung und Vernarbung auf der Basis einer verstärkten Androgenwirkung. Die Ursachen können mannigfaltig sein. Neben genetischen Faktoren, die eine indirekte Rolle bei der Entstehung der Akne spielen, sind
an diesem multifaktoriellen Prozess Androgene, Hautlipide und regulie-
rende Neuropeptide beteiligt. Entweder liegt peripher eine erhöhte Umwandlung von Androgenvorstufen vor, die Androgenbindung an das er-
niedrigte bzw. normale SHBG ist vermindert oder die Haut reagiert
verstärkt auf Androgene, da die Androgen-Rezeptordichte vermehrt und
die 5α Reduktase-Aktivität erhöht ist. Die Prävalenz der Akne wird in
Deutschland für 16- bis 20-jährige Adoleszenten mit ca. 25% angegeben
(6). Bei 20% der Betroffenen kommt es zu einer Persistenz über das
20. Lebensjahr hinaus. Die Akne führt zu einer erheblichen Einschränkung
der Lebensqualität.

Hormontherapie: Zur Hormontherapie sind Mikropillen mit den antian-
drogen-wirksamen Gestagenen DNG, DRSP oder CMA und die Therapeutika mit CPA und EE besonders effektiv (3, 5) und werden bei mittel-
schwerer Akne, bei persistierender Akne und weiteren Symptomen einer
Androgenisierung (SAHA-Syndrom: Seborrhoe, Akne, Hirsutismus, androgenetische Alopezie) empfohlen. Durch die OC wird bei zyklischer Einnahme tendenziös ein günstiger Effekt erreicht. Die Therapie sollte sich
aber mindestens über ein Jahr erstrecken. In der Cochrane Analyse 2007
(2) wurde festgestellt, dass eine leichte Form der Akne mit den verschie-
densten OC gebessert werden kann. OC reduzieren die ovarielle und
adrenale Androgenbiosynthese. EE induziert in der Leber die SHBG-Synthese. Durch die Bindung von Testosteron an SHBG wird der freie Anteil
des Testosterons reduziert. Die 19 Norsteroide: GSD, DSG (3-Keto-Deso-
gestrel), NETA, LNG und NGMN werden bei der Akne als 5-α Reduk-
tasehemmer wirksam und verhindern so die Umwandlung von Testosteron
in Dihydrotestosteron, die Wirkform des Testosterons. OC mit diesen
19-Norsteroid-Gestagenen können per se und durch EE „antiandrogen"
wirken. Dieser Effekt ist zeitlich begrenzt, da die inhärenten androgenen
Partialwirkungen der 19-Norsteroide wirksam werden können und dann
Seborrhoe und Akne wieder verstärken.

Alternativen: zyklische OC-Einnahme einer Mikropille.

Langzykluseinfluss auf die Grunderkrankung: Obwohl die leichte und
mittelschwere Akne und Seborrhö bereits durch die zyklische OC-Einnahme gebessert werden, sollte immer beachtete werden, dass bei der zy-

klischen OC-Einnahme im einnahmefreien Intervall die Ovarien auf Grund ihrer genetisch determinierten Zyklizität immer wieder Androgene synthetisieren, die an der Haut wirksam sind und die Akne „erblühen" lassen. Mit dem LZ oder der LZE kommt es zu einer starken Abnahme der Akne und das Aufblühen in der OC-Einnahmepause kann verhindert werden (1, 4, 7).

Bei jungen Adoleszentinnen < 16 Jahren mit einer Akne oder ausgeprägten Seborrhoe ist der LZ die optimale Option. Adoleszentinnen können ebenso wie Erwachsene OC im LZ oder als LZE anwenden. Es ist aber auch möglich, dass in Abhängigkeit von der Symptomatik und den Wünschen der Adoleszentinnen der Einnahmemodus schrittweise verändert wird. Nach Beginn mit dem LZ 42/7 Tage wird über den 84/7-Tage-Rhythmus auf den LZ 168/7-Tage oder die kontinuierliche LZE übergegangen (Abb. 31).

Dosierungsbeispiele: Mikropille mit CMA, CPA, DNG oder DRSP als Gestagen täglich 1 Dragee als LZ aus (2) 4–9 Blistern oder LZE über Jahre.

Langzyklus:

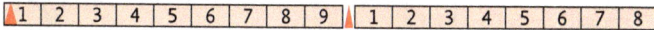

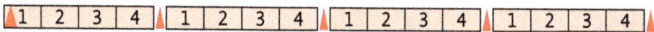

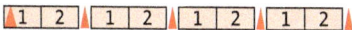

Langzeiteinnahme:

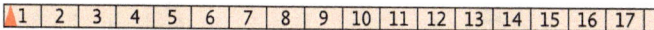

Abb. 31: Langzyklus-Varianten und der kontinuierliche Langzeiteinnahme bei den verschiedenen Formen der Androgenisierung.

Merke: Bei der mittelschweren Akne ist der LZ oder die LZE eines antiandrogenwirksamen OC sinnvoller und effektiver als die zyklische Einnahme irgendeiner Mikropille, eines antiandrogenwirksamen OCs oder eines steroidalen Therapeutikums.

Literatur:

1. Anthuber S, Schramm GA, Heskamp ML. Six-month evaluation of the benefits of the low-dose combined oral contraceptive chlormadinone acetate 2 mg/ethinylestradiol 0.03 mg in young women: results of the prospective, observational, non-interventional, multicentre TeeNIS study. Clin Drug Investig. 30 (2010) 211–220.

2. Arowojolu AO, Gallo MF, Lopez LM, Grimes DA, Garner SE. Combined oral contraceptive pills for treatment of acne. Cochrane Database Syst Rev. 2007 Jan 24 (1) CD004425.
3. Fenton C, Wellington K, Moen MD, Robinson DM. Drospirenone/ethinyl-estradiol 3 mg/20 microg (24/4 day regimen): a review of its use in contraception, premenstrual dysphoric disorder and moderate acne vulgaris. Drugs. 67 (2007) 1749–1765.
4. Göretzlehner G, Waldmann-Rex S, Schramm G. Pooled analysis of extended cycles with 2 mg chlormadinone acetate/0,03 mg ethinyletradiol: experiences in 625 patients. Clin Drug Invest 2010 (im Druck).
5. Palombo-Kinne E, Schellschmidt I, Schumacher U, Graser T. Efficacy of a combined oral contraceptive containing 0.030 mg ethinylestradiol/2 mg dienogest for the treatment of papulopustular acne in comparison with placebo and 0.035 mg ethinylestradiol/2 mg cyproterone acetate. Contraception. 79 (2009) 282–289.
6. Schaefer I, Rustenbach SJ, Zimmer L, Augustin M. Prevalence of skin diseases in a cohort of 48,665 employees in Germany. Dermatology. 217 (2008) 169–72.
7. Sillem R, Schneidereit R, Heithecker R, Mueck AO. Use of an oral contraceptive containing drospirenone in an extended regimen. Eur J Contracept Reprod Health Care 8 (2003) 162–169.

Mastopathie und Mastodynie

Definition: In der Diagnose Mastopathie werden degenerative oder proliferative Umbauprozess der Brustdrüse zusammengefasst, die bei Frauen zwischen dem 35. und 55. Lebensjahr als diffuse oder umschriebene, meist bilaterale Verdichtungen oder Knoten, vorwiegend in den oberen äußeren Quadranten lokalisiert, auftreten und häufig prämenstruell mit einer Mastodynie verbunden sind.

Hormontherapie: OC und auch Gestagen allein reduzieren das Risiko für gutartige Erkrankungen der Brust und die dadurch bedingten Hospitalisationen (3, 7). Dieser Effekt wird mit der Einnahmedauer verstärkt (4), ist aber bereits nach einer kurzen zyklischen Gestagentherapie nachweisbar (6). In ca. 60% konnte eine Besserung der Symptomatik bei Frauen mit einer Mastopathie erreicht werden (2). Besonders günstig wirken sich Mikropillen mit DRSP auf die Symptomatik und das Grundleiden aus (1).

Alternativen: Vaginalring, transdermales kontrazeptives Pflaster, Depot-Gestagene, Hormonspirale.

Langzykluseinfluss auf die Grunderkrankung: Mit DRSP-haltigen OC im Langzyklus wurde die Mastodynie besonders gut gebessert (5). LZ und LZE von OC sind bei Mastopathie und Mastodynie aus therapeutischer Indikation zu favorisieren.

Dosierungsbeispiele: Mikropille täglich 1 Dragee im LZ aus 4 bis 9 Blistern mit anschließender 7-tägiger Pause oder als kontinuierliche LZE über Jahre.

Langzyklus:

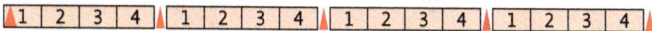

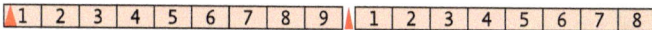

Langzeiteinnahme:

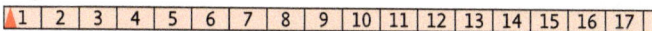

Abb. 32: Langzyklus-Varianten und kontinuierliche Langzeiteinnahme bei Mastopathie und Mastodynie.

Merke: Vor der Anwendung von OC bei Mastopathie und Mastodynie sollte ein Mammakarzinom durch klinische, sonographische oder evtl. mammographische Untersuchungen ausgeschlossen sein.

Literatur:

1. Cianci A, De Leo V. Individualization of low-dose oral contraceptives. Pharmacological principles and practical indications for oral contraceptives. Minerva Ginecol. 59 (2007) 415–425.
2. Leonardi M. Hormonal contraception and benign breast disease. Evaluation of a treatment protocol for chronic mastopathy with mastalgia. Minerva Ginecol 49 (1997) 271–276.
3. Rohan TE, Miller AB. A cohort study of oral contraceptive use and risk of benign breast disease. In J Cancer 82 (1999) 191–196.
4. Shawe J, Lawrenson R. Hormonal contraception in women with diabetes mellitus: special considerations. Treat Endocrinol. 2 (2003) 321–330.
5. Sillem M. Schneidereit R, Heithecker R, Mueck AO. Use of an oral contraceptive containing drospirenone in an extended regimen. Eur J Contracept Reprod Health Care 8 (2003) 162–169.
6. Uzan S, Denis C, Pomi V, Varin C. Double-blind trial of promegestone (R 5020) and lynestrenol in the treatment of benign breast disease. Eur J Obstet Gynecol Reprod Biol. 43(1992) 219–227.
7. Vessey M, Yeates D. Oral contraceptives and benign breast disease: an update of findings in a large cohort study. Contraception 76 (2007) 418–424.

Fluor vaginalis (Fluor genitalis)

Definition: Fluor vaginalis ist ein vermehrter störender Ausfluss. Es wird unterschieden zwischen einem physiologischen, psychoreaktiv bedingten und pathologischen Ausfluss. Nach dem Ursprungsort wird zwischen dem vestibulären, vaginalen, zervikalen und korporalen Fluor differenziert.

Hormontherapie: Bei Neigung zur Hypersekretion (vaginal/zervikal) sind gestagenbetonte OC zu empfehlen. An Stelle von Sequenzpräparaten sind Mikropillen vorzuziehen.

Alternativen: Transdermales kontrazeptives Pflaster, estrogenfreier Ovulationshemmer, Depot-Gestagene, Hormonspirale, evtl. Minipillen.

Langzykluseinfluss auf die Grunderkrankung: Bei hormonal bedingtem Fluor vaginalis wird durch das Gestagen die estrogenbedingte Form der Hypersekretion gemindert. OC haben lediglich einen geringen Effekt auf die Vaginalflora und nur einen minimalen Effekt auf den vaginalen und zervikalen Ausfluss (1). Das zeitliche Auftreten einer Vulvovaginitis oder Candidose im Zyklus wird durch OC nicht beeinflusst (3). Der Vaginalring ist bei Patienten mit Fluor vaginalis nicht zu empfehlen, da Ringanwenderinnen im Vergleich zu Pflasteranwenderinnen über vermehrten Ausfluss klagen (2). OC erhalten gegenüber dem IUP den Vorzug, da sie auch bei Fluor vaginalis die normale Vaginalflora weniger stören. Bei zyklusbedingtem Ausfluss kann durch die OC-Anwendung im LZ oder bei LZE der vaginale Fluor durch den permanenter Gestageneffekt reduziert werden.

Dosierungsbeispiele: Mikropille täglich 1 Dragee im LZ aus 4–9 Blistern mit anschließender 7-tägiger Pause oder als kontinuierliche LZE über Jahre (siehe Abb. 32).

Merke: Bei zyklusabhängigem Fluor vaginalis ist die OC-Anwendung im LZ empfehlenswert.

Literatur:

1. Eschenbach, DA, Patton DL, Meier A, Thwin SS, Aura J, Stapleton A, Hooton TM. Effects of oral contraceptive pill use on vaginal flora and vaginal epithelium. Contraception 62 (2000) 107–112.
2. Lopez LM, Grimes DA, Gallo MF, Schulz KF. Skin patch and vaginal ring versus combined oral contraceptives for contraception. Cochrane Database Syst Rev 23 (2008) CD003552.
3. Nelson AL. The impact contraceptive methods on the onset of symptomatic vulvovaginal candidiasis within the menstrual cycle. Am J Obstet Gynecol 176 (1997) 1376–1380.

Blasenmole (Mola hydatiformis, Traubenmole), Zustand nach

Definition: Unter einer Blasenmole wird die partielle oder komplette hydropisch-ödematöse Degeneration der Chorionzotten der Plazenta unter Umwandlung in bis zu traubengroße Bläschen bei gleichzeitiger Proliferation des Zyto- und Synzytiotrophoblasten verstanden. Da in Europa 2–3 % der Blasenmolen zum Chorionkarzinom entarten können, ist die Nachsorge mit regelmäßigen ß-hCG-Kontrollen für mindestens 1 Jahr erforderlich (3).

Hormontherapie: Der Einfluss der OC auf die mögliche Entstehung von Blasenmolen und die Persistenz von Trophoblastneoplasien wurde viele Jahre kontrovers diskutiert. Die größte Studie in den USA deutet an, dass in Abhängigkeit von der Einnahmedauer der OC das Risiko für Trophoblastgeschwülste vergrößert werden kann. Änderungen in der Verordnung von OC sind allerdings nicht erforderlich, da sich Trophoblastgeschwülste in Europa und den USA sehr selten bilden (2). Mikropillen sind zur sicheren Kontrazeption besonders im 1. Jahr der Nachsorge indiziert (3, 5). Der estrogenfreie Ovulationshemmer, Minipillen und das IUP sollten wegen der möglichen Blutungsstörungen im ersten Jahr nach einer Blasenmole vermieden werden. Über die Anwendung der Hormonspirale liegen keine Daten vor. Möglicherweise ist die Überwachung im 1. Jahr erschwert.

Alternativen: Vaginalring, transdermales kontrazeptives Pflaster, Implantate.

Langzykluseinfluss auf die Grunderkrankung: Es bestand lange Zeit die Auffassung, dass OC frühestens ein Jahr nach Ausräumung der Mole verordnet werden sollten. Studien mit unterschiedlichsten OC mit < 50 mg EE ergaben, dass weder die β-hCG-Bildung noch das Invasions-Risiko mit einer notwendig werdenden Chemotherapie in der postmolaren Phase erhöht sind (2, 4). Allerdings schützt die OC-Einnahme in der postmolaren Phase signifikant vor dem Invasionsrisiko (1). Spezielle Daten für die Anwendung von Mikropillen im LZ oder als LZE liegen nicht vor. Die Anwendung derselben im LZ oder besser als LZE erscheint aber sehr sinnvoll, da dadurch die kontrazeptive Sicherheit erhöht und außerdem die sonographische Endometriumkontrolle erleichtert werden.

Dosierungsbeispiele: Mikropille täglich 1 Dragee im LZ aus 9 Blistern mit anschließender 7-tägiger Pause oder als kontinuierliche LZE über Jahre.

Langzyklus:

| 1 | 2 | 3 | 4 | 1 | 2 | 3 | 4 | 1 | 2 | 3 | 4 | 1 | 2 | 3 | 4 |

| 1 | 2 | 3 | 4 | 5 | 6 | 7 | 8 | 9 | 1 | 2 | 3 | 4 | 5 | 6 | 7 | 8 |

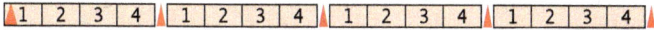

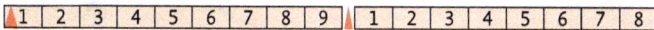

Langzeiteinnahme:

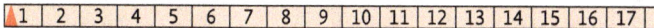

| 1 | 2 | 3 | 4 | 5 | 6 | 7 | 8 | 9 | 10 | 11 | 12 | 13 | 14 | 15 | 16 | 17 |

Abb. 33: Langzyklus-Varianten und kontinuierliche Langzeiteinnahme bei Zustand nach Blasenmole.

Merke: Im ersten Jahr der postmolaren Nachsorge ist eine sichere Kontrazeption indiziert, die mit der Einnahme von Mikropillen im LZ oder als LZE am besten gewährleistet werden kann.

Literatur:

1. Costa HL, Doyle P. Influence of oral contraceptives in the development of post-molar trophoblastic neoplasia – a systematic review. Gynecol Oncol 100 (2006) 579–585.
2. Ho Yuen B, Callegari PB. Hormonal contraception in the postmolar interval. Am J Obstet Gynecol 162 (1990) 1345.
3. Leitlinie der DGGG. Gestationelle und nichtgestationelle Trophoblasterkrankungen, Band I, S. 131–140, Verlag S. Kramarz, Berlin 2008.
4. Palmer JR, Driscoll SG, Rosenberg L, Berkowitz RS, Lurain JR, Soper J, Twiggs LB, Gershenson DM, Kohorn EI, Berman M, Shapiro S, Rao RS. Oral contraceptive use and risk of gestational trophoblastic tumors. J Natl Cancer Inst 91 (1999) 635–640.
5. Rose PG. Hydatidiform mole: diagnosis and management. Semin Oncol 22 (1995) 149–156.

Ovarprotektion während einer Chemotherapie

Definition: Eine jegliche indizierte Chemotherapie kann zu einer Beeinträchtigung der Ovarialfunktion und zu einem vorzeitigen Erliegen der Ovarialfunktion (POF = premature ovarian failure) führen. Das Erlöschen der Ovarialfunktion ist dabei vom Alter der Patientin und der gewählten Chemotherapie abhängig.

Hormontherapie: Es wurde sowohl mit GnRH-Analoga als auch OCs versucht, die Inzidenz des POF zu reduzieren. Während GnRH-Analoga als Co-Therapie zur Chemotherapie zu einer nicht signifikanten Reduktion des POF führen können, wurde ein möglicher Effekt für die Reduktion des POF durch OC unter bestimmten Bedingungen angenommen (1). Allerdings waren die OC zyklisch verordnet worden (2).

Alternativen: Hormonspirale während der Chemotherapie.

Langzykluseinfluss auf die Grunderkrankung: Eine Ovarprotektion ist weder mit GnRHa noch mit OC möglich, da durch diese Hormone lediglich die gonadotropinabhängige Ovarialfunktion supprimiert wird. Der genetisch determinierte, gonadotropinunabhängige Ovarialzyklus mit Rekrutierung der Oozyten-Kohorten, gonadotropinunabhängigen Follikelreifung und Apoptose der Follikel, der einem 70- bis 84-tägigen Rhythmus unterliegt, wird durch GnRH a und OC nicht beeinträchtig, die rekrutierten Follikel können aber durch aggressive Chemotherapeutika geschädigt werden. Falls es dann während der gonadotropinabhängigen Follikelreifung überhaupt zur Ovulation mit Konzeption kommt und der Embryo auf Grund der chemotherapiebedingten Letalfaktoren nicht abgestoßen wird, sind gehäuft Fehlbildungen möglich. Eine sichere Kontrazeption ist daher während der Chemotherapie einschließlich der nachfolgenden 3 Zyklen (84 Tage) sinnvoll und erforderlich. Ein LZ mit OC kann ca. 14 Tage vor der letzten Chemotherapie begonnen werden und bis zur 12. Woche nach Beendigung der Chemotherapie andauern (Abb. 34).

Dosierungsbeispiel: Mikropille täglich 1 Dragee als LZ am Ende der Chemotherapie beginnen.

letzte Chemotherapie

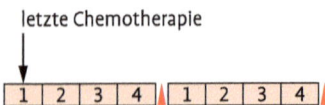

Abb. 34: Langzyklus am Ende einer Chemotherapie und 3 Monate danach.

Merke: Eine Ovarprotektion ist weder mit GnRHa noch mit OC möglich, da durch diese Hormone lediglich die gonadotropinabhängige Follikelentwicklung supprimiert wird, nicht jedoch der genetisch determinierte Ovarialzyklus mit Rekrutierung, Reifung und Apoptose.

Literatur:

1. Blumenfeld Z, von Wolff M. GnRH-analogues and oral contraceptives for fertility preservation in women during chemotherapy Hum Reprod Update. 14 (2008) 543–552.
2. Zargar AH, Salahuddin M, Wani AI, Bashir MI, Masoodi SR, Laway BA. Pregnancy in premature ovarian failure: a possible role of estrogen plus progesterone treatment. J Assoc Physicians India. 48 (2000) 213–215.

Zyklusabhängige Grunderkrankungen

Zyklusabhängige Grunderkrankungen können während der sensiblen Phasen des Zyklus:

- dem Estradiol- und Progesteron-Anstieg präovulatorisch,
- dem Estradiol-Abfall nach der Ovulation,
- dem Estradiol- und Progesteron-Abfall vor der Menstruation.

Symptome „zeigen". Währen dieser Phasen kann sich die Grunderkrankung verbessern oder verschlechtern. Das kann u. a. die katameniale Epilepsie, das katameniales Asthma, das Hyperventilationssyndrom, Kopfschmerzen, Migräne, Urtikaria, Ödeme, zyklusabhängiges Fieber, blutige Tränen, PMS, Diabetes mellitus, Multiple Sklerose, Depression, Psychose, Schizophrenie, Morbus Parkinson, Psoriasis, Herpes labialis, Morbus Osler, Arthritis, Endometriose, den spontanen Pneumothorax, Morbus Crohn betreffen. Es ist daher sehr sinnvoll, bei chronischen Erkrankungen das zeitliche Muster der Verschlechterung oder Besserung zu erfragen und dieselben im „Anfallskalender" zu notieren. Mit der Anamnese sollte die Zyklusabhängigkeit erfragt, die Identifizierung von Leitsymptomen erfolgen und die betroffene Frau zur Aufzeichnung der Symptome aufgefordert werden. Das Verschwinden der Symptome kann durch die Zyklusausschaltung mit Gn RH Analoga überprüft werden.

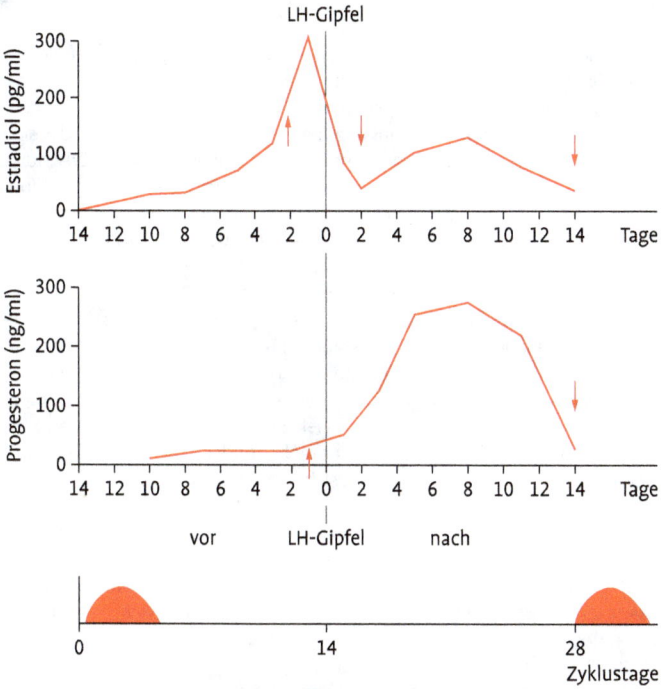

Abb. 35: Sensible Phasen (↓, ↑) im Menstruationszyklus.

Diabetes mellitus

Definitionen: *Diabetes mellitus Typ 1 (Insulinabhängiger Diabetes – IDDM):* Die Zerstörung der Inselzellen des Pankreas führt zu einem absoluten Insulinmangel. Unterschieden werden der Typ 1a, der sich immunvermittelt als Autoimmunerkrankung manifestiert und der Typ 1b, der sich als idiopathische, genetisch prädisponierte Erkrankung einstellt. Der autoimmungesteuerte Vorgang setzt wahrscheinlich bereits in frühester Kindheit ein. Kontinuierlich entwickelt sich ein zunehmender Insulinmangel. Der Typ-1-Diabetes manifestiert sich aber erst, wenn ca. 80%–90% der Betazellen zerstört sind.

Diabetes mellitus Typ 2 (Nichtinsulinabhängiger Diabetes – NIDDM): Beim Diabetes mellitus Typ 2 besteht eine unterschiedlich stark ausgeprägte Kombination von Insulinresistenz, Hyperinsulinismus, relativem Insulinmangel und Insulinsekretionsstörung. Das Insulin kann wegen der bestehenden Insulinresistenz an der Zellmembran nicht wirksam werden. Am Anfang wird dies kompensiert. Erst wenn die B-Zellen des Pankreas die überhöhte Insulinproduktion nicht mehr aufrechterhalten können, wird der Diabetes mellitus Typ 2 manifest bei bestehendem relativem Insulinmangel.

Gestationsdiabetes: Der Gestationsdiabetes entwickelt sich während der Schwangerschaft und ist meist kurze Zeit nach der Geburt nicht mehr nachweisbar. Der Gestationsdiabetes ist die häufigste schwangerschaftsassoziierte Erkrankung mit den Risikofaktoren Übergewicht, Adipositas, Alter über 30 Jahre und der erblichen Vorbelastung für einen Diabetes mellitus. OC sind nicht kontraindiziert.

Stoffwechsellabilität: Falls Diabetikerinnen stoffwechsellabil sind und im einnahmefreien OC-Intervall oder zur Zeit der Menstruation mit Stoffwechselabweichungen reagieren, ist in der Betreuung das Konzept zu ändern und zu überlegen, wie die „Hormonschwankungen", „Hormonspitzen" und „Hormonlöcher" zu vermeiden sind.

Hormontherapie: Das Diabetesrisiko wird durch OC nicht erhöht. Während der Einnahme der OC wird in 0,32/1.000 Frauenjahren ein Diabetes diagnostiziert. Diese Häufigkeit entspricht dem Diabetesrisiko bei Nichtanwenderinnen von OC. Anlässlich der Nurses Health Study II wurde keine nennenswerte Zunahme im Vierjahresrisiko für NIDDM (Non-Insulin-Dependent-Diabetes mellitus) bei gegenwärtiger Einnahme von OC festgestellt. Die Progression zum Diabetes mellitus erfolgt unabhängig von der OC-Anwendung. Mikropillen mit niedriger gestagener Restandrogenität oder besser mit antiandrogener Wirkung sind zu bevorzugen.

Die Glukosespiegel sind bei Einnahme der Mikropillen niedriger und dadurch besteht ein geringeres Risiko für die Entwicklung eines Diabetes mellitus (3).

Mikropillen führen nicht zu signifikanten Veränderungen der Glukose und des Insulins sowie kaum zu Veränderungen des Lipid-Profils und können daher für Diabetikerinnen sogar günstig sein, während Bedenken gegen die Anwendung von Gestagenen und Depotgestagenen bestehen (5). OC fördern nicht die Progression einer Retinopathie und Nephropathie bei jungen Diabetikerinnen. Ebenso wird durch Mikropillen die Entwicklung einer diabetischen mikrovaskulären Erkrankung oder Atherosklerose nicht begünstigt. Allerdings können OC ein Risikofaktor für die Entwicklung einer Makroalbuminurie und Nephropathie bei Diabetes mellitus Typ 1 sein (1).

Ein diätetisch geführter Diabetes mellitus wird durch die Einnahme der Mikropillen nicht insulinpflichtig. Das Manifestations-Risiko wird durch OC nicht erhöht. Die Progression zum Diabetes mellitus Typ 2 erfolgt wieder unabhängig von der OC-Einnahme.

Bei Typ-2-Diabetikerinnen mit diabetischen Spätkomplikationen besteht ebenso wie bei Typ-1-Diabetikerinnen ein über das bei stoffwechselgesunden Frauen hinausgehendes vaskuläres und damit auch thromboembolisches Risiko.

Bei Frauen mit einem ehemaligen Gestationsdiabetes kann es in den ersten drei Monaten der Anpassungsphase an OC zu nicht signifikanten Alterationen im Kohlenhydratstoffwechsel kommen. Anlässlich einer kontrollierten Studie mit ehemaligen Gestationsdiabetikerinnen entwickelte sich bei den Kontrollen im gleichen Prozentsatz ein Diabetes wie nach Einnahme unterschiedlichster OC. Die Entwicklung des manifesten Diabetes mellitus korrelierte dabei lediglich mit der Schwere der Glukosetoleranzstörung während der Schwangerschaft (4). Allerdings kann sich die Androgenität der Gestagene in OC, die vor einer Schwangerschaft eingenommen wurden, auf die Inzidenz eines Gestationsdiabetes auswirken. Niedrige Androgenität reduziert das Risiko (OR 0.84 [95 % CI 0.58–1.22]), mittlere Androgenität erhöht es (OR 1.43 [95 % CI 0.92–2.22]) (2).

Alternativen: Hormonspirale.

Langzykluseinfluss auf die Grunderkrankung: Die hormonale Kontrazeption ist eine sichere und effektive Option für Frauen mit einem unkomplizierten Diabetes (6). Auffällig ist, dass Diabetikerinnen in England das eigentlich für sie ungünstigere Depo-Provera signifikant häufiger bevorzugen als Nicht-Diabetikerinnen (6). Mit Depo-Provera werden die bei der zyklischen OC Einnahme auftretenden Hormonschwankungen vermieden. Diese empirische Erfahrung stützt die Empfehlung, Diabetikerinnen

OC nicht zyklisch sondern als LZ besser als LZE zu verordnen, um zu vermeiden, dass der mit den Abbruchblutungen in der OC-Einnahmepause verbundene Hormonabfall ähnlich wie der Estradiol- und Progesteron-Abfall bei der normalen Menstruation zu erheblichen Stoffwechselschwankungen führt.

Empfehlungen für die Praxis: Vor dem Beginn der OC-Einnahme sind bei Diabetikerinnen prinzipiell Gewicht (BMI), Blutdruck, Glukose- (häusliches Glukosemonitoring mit postprandialen Werten), HBA1c-Spiegel und Lipide zu kontrollieren. Nach dem ersten OC-Einnahmezyklus, besser noch in der ersten Woche der Einnahme und danach im Abstand von 3 Monaten, sollten der Blutdruck gemessen, das Gewicht und der Kohlenhydratstoffwechsel mit HbA1c, Nüchtern- und postprandialen Glukosespiegeln und alle 3–6 Monate die Triglyceride bestimmt werden. Eine enge Zusammenarbeit mit dem die Diabetikerin betreuenden Internisten (Diabetologen) ist zu empfehlen. Bei Veränderungen im Kohlenhydratstoffwechsel sollten die erforderlichen Maßnahmen, die Anpassung der Insulindosis, gemeinsam mit dem Diabetologen eingeleitet werden, bevor auf eine alternative Form der Kontrazeption umgestellt wird. *OC sind bei Diabetikerinnen lediglich zur temporären Kontrazeption* einzusetzen, wobei einphasige Mikropillen mit einem antiandrogenwirksamen Gestagen zu bevorzugen sind. Sequenz-, Zwei- und Dreistufenpräparate sollten nach Möglichkeit nicht verordnet werden. Nach erfülltem Kinderwunsch sollte der Diabetikerin eine Form der irreversiblen Kontrazeption vorgeschlagen werden. OC, einschließlich der niedrigdosierten Mikropillen, sind bei Diabetikerinnen mit Gefäßveränderungen, deutlicher Hypertonie und Hyperlipidämie kontraindiziert. Relative Kontraindikationen für die Anwendung von OC sind die diabetische Nephropathie ab Stadium III nach Mogensen, die diabetische Retinopathie, arterielle Hypertonie, autonome Neuropathie und der Nikotinabusus.

Dosierungsbeispiele: Mikropille täglich 1 Dragee im LZ aus 4–9 Blistern mit anschließender 7-tägiger Pause oder LZE, notfalls über Jahre.

Langzyklus:

1	2	3	4	1	2	3	4	1	2	3	4	1	2	3	4

1	2	3	4	5	6	7	8	9	1	2	3	4	5	6	7	8

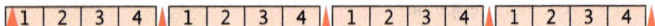

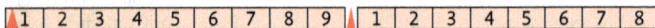

Langzeiteinnahme:

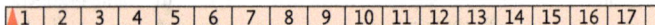

1	2	3	4	5	6	7	8	9	10	11	12	13	14	15	16	17

Abb. 36: Langzyklus-Varianten oder kontinuierliche Langzeiteinnahme bei Diabetes mellitus Typ 1, 2 und Gestationsdiabetes.

Merke: Minipillen mit androgener Restwirkung (LNG) und Depotgesta-
gene sollten bei einem Diabetes mellitus Typ 1 und Typ 2 nicht verordnet werden.

Literatur:

1. Ahmed SB, Hovind P, Parving HH, Rossing P, Price DA, Laffel LM, Lan-
   sang MC, Stevanovic R, Fisher ND, Hollenberg NK. Oral contraceptives,
   angiotensin-dependent renal vasoconstriction, and risk of diabetic nephro-
   pathy. Diabetes Care. 28 (2005) 1988–1994.
2. Hedderson MM, Ferrara A, Williams MA, Holt VL, Weiss NS. Androgenicity
   of progestins in hormonal contraceptives and the risk of gestational diabetes
   mellitus. Diabetes Care. 30 (2007) 1062–1068.
3. Kim C, Siscovick DS, Sidney S, Lewis CE, Kiefe CI, Koepsell TD. CARDIA
   Study. Oral contraceptive use and association with glucose, insulin, and
   diabetes in young adult women: the CARDIA Study. Coronary Artery Risk
   Development in Young Adults. Diabetes Care. 25 (2002) 1027–1032.
4. Kjos SL, Shoupe D, Douyan S, Friedman RL, Bernstein GS, Mestman JH,
   Mishell DR Jr. Effect of low-dose oral contraceptives on carbohydrate and
   lipid metabolism in women with recent gestational diabetes: results of a
   controlled, randomized, prospective study. Am J Obstet Gynecol. 163 (1990)
   1822–1827.
5. Shawe J, Lawrenson R. Hormonal contraception in women with diabetes
   mellitus: special considerations. Treat Endocrinol. 2 (2003) 321–330.
6. Shawe J, Mulnier H, Nicholls P, Lawrenson R. Use of hormonal contraceptive
   methods by women with diabetes. Prim Care Diabetes. 2 (2008) 195–919.

Epilepsie

Definition: Die Epilepsie ist Folge der paroxysmalen synchronen Entladungen von Neuronen im Gehirn, die zu spontanen unwillkürlichen stereotypen Verhaltens- oder Befindlichkeitsstörungen führen. Dabei handelt es sich um unterschiedliche Krankheitszustände des Gehirns ohne einheitliche Ursache. Anhand der Ursachen lassen sich drei Gruppen unterscheiden: die symptomatische (Fehlbildungen, Narben, Tumore), idiopathische (erbliche Disposition) oder kryptogene Epilepsie (keine der beiden genannten Ursachen). Die Prävalenz beträgt ca. 1%, aber ca. 5% der Bevölkerung erleiden im Laufe des Lebens einen Krampfanfall. Die physiologischen Hormonschwankungen während des Menstruationszyklus können Einfluss auf die Manifestation epileptischer Anfälle nehmen. Besonders katameniale Anfälle treten zur Zeit der Menstruation gehäuft auf.

Hormontherapie: Die Anfallsfrequenz wird durch OC nicht beeinflusst (1), obwohl Estrogene per se die Anfallsschwelle senken können und die Anfallshäufigkeit zunehmen kann. Gestagene wirken entgegengesetzt.

Alternativen: Hormonspirale (1, 5).

Langzykluseinfluss auf die Grunderkrankung: OC sind nicht kontraindiziert. Bei gleichzeitiger Anwendung von OC und Antiepileptika kann es zur Interaktion kommen, je nachdem wie ausgeprägt die Metabolisierung mit den Enzymen des Cytochrom-P450-Systems stattfindet. Enzyminduzierende Antiepileptika können die Wirkung von OC reduzieren oder ganz aufheben und umgekehrt kann durch die Steroidhormone der Metabolismus der Antiepileptika und damit deren Wirkung beeinflusst werden. Zusatzblutungen, spottings und Durchbruchblutungen, und unerwünschte Schwangerschaften sind möglich. Das Ausbleiben der Zusatzblutungen ist keine Garantie dafür, dass eine Wirkungsbeeinträchtigung der OC nicht stattgefunden hat.

Zu den enzyminduzierenden Antiepileptika, die den Metabolismus von EE und Gestagenen beschleunigen, gehören *Barbiturate, Carbamazepin, Felbamat, Oxcarbazepin, Phenytoin, Primidon, Clonazepam, Ethosuximid und Topiramat.* Felbamat fördert den Metabolismus von Gestagenen, während Topiramat den von EE beschleunigt, allerdings bis zu einer täglichen Dosis von 200 mg nicht zur Interaktion führt.

Die Antiepileptika *Valproinsäure, Gabapentin, Levetiracetam, Tiagabin, Vigabatrin, Zonisamid, und Pregabalin* aktivieren nicht das Cytochrom-P450-3A4-Enzymsystem. Valproinsäure induziert nach längerer OC-Einnahme ein dem PCOS ähnliches Syndrom mit Androgenisierung. Bei Einnahme von Valproinsäure sind antiandrogen wirksame Mikropillen zur LZE indiziert. *Lamotrigin* nimmt eine Sonderstellung ein. Es induziert den

Metabolismus von LNG und wird selbst durch EE schneller metabolisiert. Der Lamotrigin-Spiegel kann dadurch um bis zu 50 % reduziert werden (3). Die Lamotrigin-Dosis ist bei Einnahme von OC anzupassen und zu erhöhen. Im einnahmefreien Intervall kann allerdings die Dosis bis zu 84 % höher sein (2). Nach Adaptation der Dosis ist die LZE oder zumindest der LZ in einem Rhythmus ≥ 189/7 Tage zu empfehlen (Abb. 37).

Vor allem bei perimenstrueller Anfallsneigung und auf Grund der mitunter großzügigen Einnahmegwohnheiten von Epileptikerinnen sollte anstelle der zyklischen Einnahme zumindest der LZ oder besser die LZE empfohlen werden, da durch dieselben die bessere Suppression der Ovarialfunktion erfolgt, die kontrazeptive Sicherheit erhöht wird (4) und die bei der zyklischen OC Einnahme auftretenden Hormonschwankungen, die Anfälle induzieren können, vermieden werden. Antiepileptika und OC sollten immer zeitlich versetzt eingenommen werden. Enzyminduzierende Antiepileptika reduzieren ebenfalls die Wirksamkeit von reinen Gestagenpräparaten, oralen und parenteralen, erheblich.

Dosierungsbeispiele: Mikropille täglich 1 Dragee im LZ aus jeweils 4–9 Blistern mit anschließender 7-tägiger Pause oder LZE über Jahre.

Langzyklus:

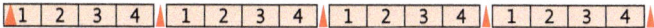

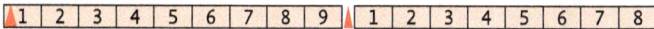

Langzeiteinnahme:

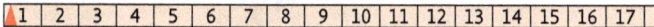

Abb. 37: Langzyklus-Varianten oder kontinuierliche Langzeiteinnahme bei Epilepsie.

Merke: Zusatzblutungen weisen bei Einnahme von OC und enzyminduzierenden Antiepileptika auf eine Interaktion hin. Das Ausbleiben von Zusatzblutungen ist allerdings keine Garantie, dass eine Interaktion nicht stattfindet.

Literatur:

1. Burakgazi E, Harden C, Kelly JJ. Contraception for women with epilepsy. Rev Neurol Dis. 6 (2009) 62–67.
2. Christensen J, Petrenaite V, Atterman J, Sidenius P, Ohman I, Tomson T, Sabers A. Oral contraceptives induce lamotrigine metabolism: evidence from a double-blind, placebo-controlled trial. Epilepsia 48 (2007) 484–489.

3. Harden CL, Leppik I. Optimizing therapy of seizures in women who use oral contraceptives. Neurology . 67(12 Suppl 4) (2006) S56–S58.
4. Legro RS, Pauli JG, Kunselman AR, Meadows JW, Kesner JS, Zaino RJ, Demers LM, Gnatuk CL, Dodson WC. Effects of continous versus cyclicyl oral contraception: a randomized controlled trial. Clin Endocrinol Metab 93 (2008) 420–429.
5. Schwenkhagen AM, Stodieck SR. Which contraception for women with epilepsy? Seizure. 17 (2008) 145–150.

Migräne

Definition: Migräne tritt als anfallartiger, oft pulsierender Kopfschmerz, wiederholt und meist unilateral (Hemikranie) bei ca. 19% der Frauen auf, kann 4 bis 72 Stunden andauern und mit Phono- oder Photophobie, Übelkeit, Erbrechen, simultanen fokalen neurologischen oder visuellen Symptomen bis hin zur Aura assoziiert sein (2). In 60% sind die Attacken mit der Menstruation assoziiert. Die Episoden der Menstruationsmigräne sind gewöhnlich länger, intensiver, stärker behindernd, therapieresistenter und wiederholen sich häufiger als nicht menstruelle Migräne-Attacken (1).

Hormontherapie: OC können Kopfschmerzen induzieren, verändern oder lindern. OC sind daher bei Migräne relativ kontraindiziert, bei *Migräne mit Aura absolut kontraindiziert*. Tritt die Migräne unter Anwendung von OC auf, bzw. wird sie von fokalen neurologischen Symptomen begleitet, sind OC unmittelbar abzusetzen und eine neurologische bzw. ophthalmologische Abklärung einzuleiten, da ein erhöhtes Risiko für ischämische Insulte besteht.

Menstruationsmigräne ohne Aura: Haupttrigger für die Menstruationsmigräne ist der rapide Abfall des Estradiols zu Menstruationsbeginn oder aber das Fehlen von EE bei OC-Anwendung im 7-tägigen einnahmefreien Intervall (4). In dieser Situation sind OC indiziert, da die Migräne-Frequenz in Perioden eines zunehmenden oder stabilen Estrogenspiegels immer zur Abnahme tendiert. DRSP-EE-haltige OCs bedingen im Vergleich zu anderen OCs eine signifikante Besserung in der Frequenz und/oder Intensität der Migräne (3).

Alternativen: estrogenfreier Ovulationshemmer, Hormonspirale, Vaginalring, transdermales kontrazeptives Pflaster, Minipille.

Langzykluseinfluss auf die Grunderkrankung: Treten Migräne und Kopfschmerzen bei der OC-Einnahme im hormonfreien Intervall auf, so kann durch Unterdrückung des hormonfreien Intervalls eine Besserung der Symptomatologie erreicht werden (6). Entsprechende Empfehlungen werden seit Jahren ausgesprochen (5). So nahm im Langzyklus über 168/7 Tage die Inzidenz der Kopfschmerzen im Vergleich zur zyklischen Anwendung bei gleichzeitiger Verminderung der Kopfschmerzstärke deutlich ab, wodurch es zur Verbesserung der Arbeitsproduktivität und Aktivität kam (7). OC können somit zur Langzeitprävention genutzt werden, wenn an Stelle der zyklischen OC-Einnahme die kontinuierliche LZE oder mindestens die LZ-Anwendung erfolgt (Abb. 38). Individuell ist zu entscheiden, wann die 7-tägigen Einnahmepausen eingelegt werden.

Dosierungsbeispiele: DRSP-haltige Mikropille täglich 1 Dragee über Jahre oder im LZ aus jeweils 4–9 Blistern mit anschließender 7-tägiger Pause.

Langzeiteinnahme:

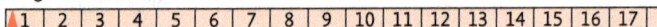

1	2	3	4	5	6	7	8	9	10	11	12	13	14	15	16	17	

Langzyklus:

1	2	3	4	5	6	7	8	9	1	2	3	4	5	6	7	8

1	2	3	4	1	2	3	4	1	2	3	4	1	2	3	4

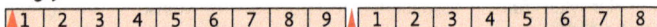

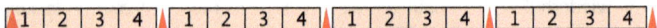

Abb. 38: Kontinuierliche Langzeiteinnahme oder Langzyklus-Varianten bei zyklusabhängiger Migräne.

Merke: Zyklusabhängige Migräne und Migräne in der Pillenpause können im Gegensatz zu Migräne mit Aura, bei der alle hormonalen Kontrazeptiva kontraindiziert sind, mit OC durch LZE gebessert oder vermieden werden.

Literatur:

1. Allais G, Castagnoli Gabellari I, De Lorenzo C, Mana O, Benedetto C. Menstrual migraine: clinical and therapeutical aspects. Expert Rev Neurother. 7 (2007) 1105–1120.
2. Headache Classification Subcommittee of the International Headache Society. The international classification of headache disorders: 2nd edition. Cephalgia 24 (Suppl. 1) (2004) 9–160.
3. Machado RB, Pereira AP, Coelho GP, Neri L, Martins L, Luminoso D. Epidemiological and clinical aspects of migraine in users of combined oral contraceptives. Contraception 81 (2010) 202–208.
4. Silberstein SD. Sex hormones and headache. Rev Neurol (Paris). 156 (Suppl 4) (2000) 30–41.
5. Silberstein SD, Goldberg J. Menstrually related migraine: breaking the cycle in your clinical practice. J Reprod Med. 52 (2007) 888–895.
6. Sulak P. Ovulation suppression of premenstrual symptoms using oral contraceptives. Am J Manag Care 11 (16 Suppl) (2005) 492–497.
7. Sulak P, Willis S, Kuehl T, Coffee A, Clark J. Headaches and oral contraceptives: impact of eliminating the standard 7-day placebo interval. Headache. 47 (2007) 27–37.

Depressionen

Definition: Depressionen gehen mit einer traurig gedrückten Stimmung, pessimistischen Zukunftsperspektive, Interessen-, Freud- und Gefühllosigkeit, Hemmung des Antriebsdenkens, Energie- und Kraftlosigkeit, vermindertem Selbstwertgefühl, Appetitverlust, mitunter mit Angst und Selbsttötungsneigung einher. Depressionen zählen zu den psychiatrischen Erkrankungen, die bei Frauen häufiger mit einer Prävalenz von 10–25 % auftreten, meist chronisch episodisch verlaufen und zur Remission und Exazerbation während des gesamten Lebens tendieren, besonders in Abhängigkeit vom Sozialstatus zur Zeit der Menopause. Die Klassifizierung der Depressionen ist schwierig. Unterschieden werden die *neurotische Depression* mit chronisch depressiver Verstimmung von der *larvierten Depression,* bei der funktionelle Organbeschwerden und vegetative Störungen im Vordergrund stehen, und der *wahnhaften Depression (psychotische Depression),* bei der Wahngedanken bestehen. Die *reaktive Depression* mit trauriger Verstimmung wird durch ein äußerliches schmerzliches Verlustereignis ausgelöst und unterscheidet sich von der *Altersdepression,* mit Ersterkrankung nach dem 60. Lebensjahr.

Hormontherapie: Mit der Australian Longitudinal Study on Women's Health wurde eine Abnahme der Depressionen (p = 0,009) mit der Dauer der OC Einnahme festgestellt (1). Die zyklische OC-Einnahme über 10 Jahre wirkt schützend vor Depressionen (OR = 0.3, 95 % CI: 0.1–0.9) (4). Die Verordnung von OC ist allerdings differenziert zu betrachten. Die verschiedenen Gestagene wirken sehr unterschiedlich auf die psychische Verfassung ein. CMA z. B. verhält sich mit seinen Metaboliten ähnlich wie der endogene GABA (A) Modulator Epipregnenolon und fördert so das emotionelle Wohlbefinden bei gleichzeitiger Reduzierung der depressiven Stimmungsschwankungen (2). DRSP-haltige OC sind ebenso effektiv (3). Schwer depressive Frauen profitieren von der OC-Einnahme, da sie weniger Depressions-Symptome registrierten als Depressive ohne Anwendung von OC (5).

Alternativen: Hormonspirale, besonders wenn Interaktionen zu erwarten sind.

Langzykluseinfluss auf die Grunderkrankung: Zyklusabhängige Depressionen können durch OC sehr gut gebessert werden (2, 3). Zu beachten ist, dass die bei Depressionen meist verordneten trizyklischen Antidepressiva mit den OC interagieren können. Die kontrazeptive Sicherheit von allen EE-Gestagen-Kombinationen (OC, Vaginalring, transdermales Pflaster) wird dann herabgesetzt. OC können aber auch die Wirkung von Antidepressiva verstärken, z. B. von Imipramin. Bei zyklusunabhängigen endogenen Depressionen sollte die Verordnung von OC deshalb nur in Absprache mit dem Psychiater erfolgen. LZE oder LZ (2) sind dann indiziert (Abb. 39). Falls die Menstruation zu den induzierenden Stressfaktoren gehört, so sollte die LZE über Jahre angewendet werden, um vor allem saisonale depressive Schübe zu reduzieren.

Dosierungsbeispiele: Mikropille täglich 1 Dragee als kontinuierliche LZE über Jahre oder im LZ aus jeweils 4–9 Blistern mit anschließender 7-tägiger Pause.

Langzeiteinnahme:

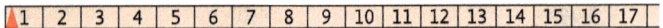

1	2	3	4	5	6	7	8	9	10	11	12	13	14	15	16	17

Langzyklus:

1	2	3	4	5	6	7	8	9	1	2	3	4	5	6	7	8

1	2	3	4	1	2	3	4	1	2	3	4	1	2	3	4

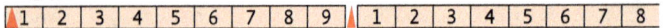

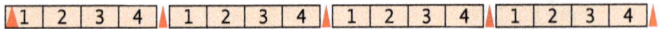

Abb. 39: Kontinuierliche Langzeiteinnahme und Langzyklus-Varianten bei zyklusabhängigen Depressionen.

Merke: OC können vor Depressionen schützen und bei zyklischen depressiven Verstimmungen therapieunterstützend sein, besonders im LZ oder als LZE.

Literatur:

1. Duke JM, Sibbritt DW, Young AF. Is there an association between the use of oral contraception and depressive symptoms in young Australien women? Contraception. 75 (2007) 27–31.
2. Huber JC, Heskamp ML, Schramm GA. Effect of an oral contraceptive with chlormadinone acetate on depressive mood: analysis of data from four observational studies. Clin Drug Investig. 28 (2008) 783–791.
3. Joffe H, Petrillo LF, Viguera AC, Gottshcall H, Soares CN, Hall JE, Cohen LS. Treatment of premenstrual worsening of depression with adjunctive oral contraceptive pills: a preliminary report. J Clin Psychiatry. 68 (2007) 1954–1962.
4. Ryan J, Carrière I, Scali J, Ritchie K, Ancelin ML. Lifetime hormonal factors may predict late-life depression in women. Int Psychogeriatr. 20 (2008) 1203–1218.
5. Young EA, Kornstein SG, Harvey AT, Wisniewski SR, Barkin J, Fava M, Trivedi MH, Rush AJ. Influences of hormone-based contraception on depressive symptoms in premenopausal women with major depression. Psychoneuroendocrinology. 32 (2007) 843–853.

Schizophrenie

Definition: Die Schizophrenie ist eine Form der körperlich nicht begründbaren Psychose, die durch ein Nebeneinander von gesunden und veränderten Erlebnis- und Verhaltensweisen gekennzeichnet wird. Die Manifestation erfolgt meist zwischen der Pubertät und dem 30. Lebensjahr. Steroidhormone können einen Einfluss auf die Symptomatik der Schizophrenie in der Lutealphase haben und die Menstruation kann immer wieder zu Erkrankungsschüben führen. Allerdings sind diese Ergebnisse teilweise widersprüchlich (1, 3). Die Inzidenz beträgt 1:1000.

Hormontherapie: Zwischen der Schizophrenie und der Einnahme von OC bestehen keine Assoziationen. Nach Einnahme von OC wurden Schizophrene mental stabiler (2).

Alternativen: Hormonspirale, IUP. Die Hormonspirale hat den Vorteil, dass keine Wechselwirkungen mit den zur Behandlung notwendigen Medikamenten auftreten und das potentielle Complianceproblem gelöst ist.

Langzykluseinfluss auf die Grunderkrankung: Zur Unterdrückung von zyklusabhängigen Schüben der Schizophrenie ist die Einnahme der OC im LZ oder besser noch als kontinuierliche LZE zu empfehlen, um den mit den Abbruchblutungen in der OC-Einnahmepause verbundenen Hormonabfall zu vermeiden, der ähnlich wie im normalen Zyklus den zur Zeit der Menstruation bestehenden Estradiol- und Progesteron-Abfall zur Exazerbation der Schizophreniesymptome führen kann. Durch die LZE wird die Compliance verbessert und die kontrazeptive Sicherheit erhöht. Wechselwirkungen mit den vom Psychiater verordneten Medikamenten, Phenothiazine oder Antidepressiva, und den OC sind möglich.

Dosierungsbeispiele: Mikropille täglich 1 Dragee als kontinuierliche LZE über Jahre oder im LZ aus jeweils 4–9 Blistern mit anschließender 7-tägiger Pause.

Langzeiteinnahme:

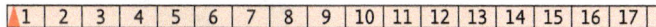

1	2	3	4	5	6	7	8	9	10	11	12	13	14	15	16	17

Langzyklus:

1	2	3	4	5	6	7	8	9	1	2	3	4	5	6	7	8

1	2	3	4	1	2	3	4	1	2	3	4	1	2	3	4

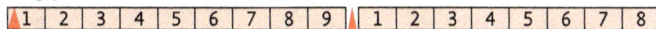

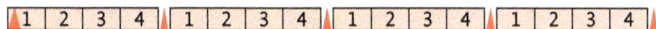

Abb. 40: Kontinuierliche Langzeiteinnahme und Langzyklus-Varianten bei Schizophrenie.

Merke: Bei Schizophrenen ist die Interaktion zwischen OC und den zur Behandlung notwendigen Medikamenten möglich, daher sollte bevorzugt die OC Einnahme im LZ oder als LZE erfolgen.

Literatur:

1. Bergemann N, Parzer P, Runnebaum B, Resch F, Mundt C. Estrogen, menstrual cycle phases, and psychopathology in women suffering from schizophrenia. Psychol Med. 37 (2007) 1427–1436.
2. Gosling PH. Migraine and schizophrenia. Br J Psychiatry 117 (1970) 608.
3. Lande RG, Karamchandani V. Chronic mental illness and menstrual cycle. J Am Osteopath Assoc. 102 (2002) 655–659.

Multiple Sklerose (Multiple sclerosis, Encephalomyelitis disseminata, Polysklerose)

Definition: Die Multiple Sklerose (MS) ist die häufigste autoimmun-entzündliche Entmarkungserkrankung des Zentralnervensystems in Mitteleuropa. Innerhalb der gemäßigten Klimazone ist die Prävalenz von Land zu Land unterschiedlich, allerdings bei Frauen zweimal häufiger als bei Männern. Exazerbation und Remissionen sind vom Menstruationszyklus sowie von Schwangerschaft und Geburt abhängig. Besonders im dritten Trimenon der Gravidität ist das Schubrisiko deutlich reduziert, dagegen in den ersten 3 Monaten nach der Entbindung stark erhöht (6). Prämenstruell und während der Menstruation kommt es am häufigsten zur Exazerbation (7). Diese Beobachtungen lassen einen möglichen modulatorischen Effekt der Sexualsteroide vermuten. Die Pathogenese ist bisher unklar. Eine autoimmune Ätiologie gegen Myelinscheidenantigene, getriggert durch eine virale Infektion sowie eine genetische Disposition, wird angenommen.

Hormontherapie: Die Inzidenz der MS, die durch Menstruation, in der frühen Schwangerschaft und im Wochenbett ansteigen kann, war nach OC-Einnahme in den letzten 3 Jahren um 40% geringer. OC sind demnach mit einer kurzzeitigen Risikominderung für die MS assoziiert (2). OC vom Kombinationstyp können in Familien mit einer belastenden MS-Anamnese ebenso das Risiko für die ersten Symptome mindern und verzögern außerdem das Auftreten der MS (1).
Die experimentell induzierte Enzephalomyelitis kann durch E2, EE, P und OC gehemmt werden (3,5). Gestagene können unterschiedlich wirken; MPA weist einen Promotoreffekt auf, während MGA zur Prophylaxe und Therapie genutzt werden kann.

Alternativen: Estrogenfreier Ovulationshemmer, Hormonspirale, Depot-Gestagene (Etonogestrel, Cave: MPA).

Langzykluseinfluss auf die Grunderkrankung: OC mindern das MS-Risiko drastisch während der zyklischen Einnahme, schützen aber nicht mehr im einnahmefreien Intervall, der sogenannten Pillenpause, in der signifikant mehr MS-Symptome registriert wurden (4). Auf Grund dieser Erkenntnis sollte immer großzügig die Entscheidung für den LZE oder LZ erfolgen, insbesondere wenn anhand der Anamnese die Menstruation als Provokation für die MS ausgeschaltet werden sollte (Abb. 41). Mit der LZE und dem LZ werden sowohl die zyklusabhängigen Hormonschwankungen als auch der Hormonabfall im einnahmefreien Intervall bei zyklischer OC Einnahme vermieden und dadurch die Grunderkrankung günstig beeinflusst.

Dosierungsbeispiele: Mikropille täglich 1 Dragee als kontinuierliche LZE über Jahre oder im LZ aus jeweils 4–9 Blistern mit anschließender 7-tägiger Einnahmepause.

Langzeiteinnahme:

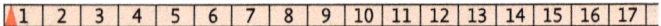

1	2	3	4	5	6	7	8	9	10	11	12	13	14	15	16	17

Langzyklus:

1	2	3	4	5	6	7	8	9	1	2	3	4	5	6	7	8

1	2	3	4	1	2	3	4	1	2	3	4	1	2	3	4

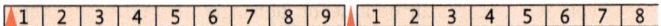

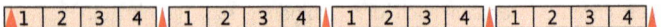

Abb. 41: Kontinuierliche Langzeiteinnahme und Langzyklus-Varianten bei Multipler Sklerose.

Merke: OC verzögern die Manifestation der MS.

Literatur:

1. Alonso A, Clark CJ. Oral contraceptives and the risk of multiple sclerosis: a review of the epidemiologic evidence. J Neurol Sci. 286 (2009) 73–77.
2. Alonso A, Jick SS, Olek MJ, Ascherio A, Jick H, Hernan MA. Recent use of oral contraceptives and the risk of multiple sclerosis. Arch Neurol 62 (2005) 1362–1365.
3. Hoffman GE, Merchenthaler I, Zup SL. Neuroprotection by ovarian hormones in animal models of neurological disease. Endocrine. 29 (2006) 217–231.
4. Holmqvist P, Hammar M, Landtblom AM, Brynhildsen J. Symptoms of multiple sclerosis in women in relation to cyclical hormone changes. Eur J Contracept Reprod Health Care. 14 (2009) 365–370.
5. Subramanian S, Matejuk A, Zamora A, Vandenbark AA, Offner H. Oral feeding with ethinyl estradiol suppresses and treats experimental autoimmune encephalomyelitis in SJL mice and inhibits the recruitment of inflammatory cells into the central nervous system. J Immunol. 170 (2003) 1548–1555.
6. Vukusic S, Hutchinson M, Hours M, Moreau T, Cortinovis-Tourniaire P, Adeleine P, Confavreux C. The Pregnancy In Multiple Sclerosis Group. Pregnancy and multiple sclerosis (the PRIMS study): clinical predictors of post-partum relapse. Brain. 127 (2004) 1353–1360.
7. Zorgdrager A, De Keyser J. The premenstrual period and exacerbation of multiple sclerosis. Eur Neurol 48 (2002) 204–206.

Asthma bronchiale

Definition: Als Asthma wird das anfallsweise Auftreten von Atemnot infolge variabler und reversibler Bronchialverengungen durch Entzündung und Hyperreaktivität der Atemwege bezeichnet, das in Abhängigkeit von der Region und Definition in einer Prävalenz von 4–12 % innerhalb der Gesamtpopulation auftritt. Asthma kann zyklisch durch die Menstruation exazerbieren. Perimenstruell erfolgen daher bei Frauen die meisten Hospitalisationen (5). Zyklusstörungen sind mit einem erhöhten Asthma-Risiko assoziiert (7).

Hormontherapie: Exogene und endogene Steroidhormone scheinen einen geringen Einfluss auf das Auftreten von Asthma bronchiale zu haben. Es sind Exazerbationen während der Anwendung von OC beschrieben worden. OC Anwenderinnen mit Norm- und Übergewicht leiden häufiger an einem Asthma (3). Für das perimenstruelle Asthma wirken OC bei zyklischer Einnahme nicht schützend (5). OC reduzieren die Prävalenz der keuchenden Atmung bei Asthmatikerinnen mit der Dauer der Anwendung derselben (6).

Alternativen: Minipillen, estrogenfreier Ovulationshemmer, Hormonspirale.

Langzykluseinfluss auf die Grunderkrankung: OC verschlechtern das Asthma nicht und beeinflussen auch nicht die Inzidenz desselben (2). Das Risiko von Asthmaanfällen sinkt bei Einnahme von OC unabhängig von der Parität um 7 % pro Jahr (1). Von Vorteil sind OC bei der zyklusabhängigen Aggravation des Asthmas (4). Die Menstruation und die Abbruchblutungen bei konventioneller zyklischer Einnahme über 21/7 Tage sollten dann durch die kontinuierliche LZE ohne Pause vermieden oder die Reduktion der Zahl der Abbruchblutungen durch den LZ angestrebt werden (Abb. 42).

Dosierungsbeispiele: Mikropille täglich 1 Dragee als kontinuierliche LZE über Jahre oder im LZ aus jeweils 4–9 Blistern mit anschließender 7-tägiger Einnahmepause.

Langzeiteinnahme:

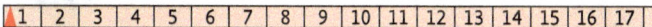

| 1 | 2 | 3 | 4 | 5 | 6 | 7 | 8 | 9 | 10 | 11 | 12 | 13 | 14 | 15 | 16 | 17 |

Langzyklus:

| 1 | 2 | 3 | 4 | 5 | 6 | 7 | 8 | 9 | 1 | 2 | 3 | 4 | 5 | 6 | 7 | 8 |

| 1 | 2 | 3 | 4 | 1 | 2 | 3 | 4 | 1 | 2 | 3 | 4 | 1 | 2 | 3 | 4 |

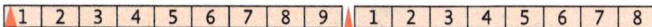

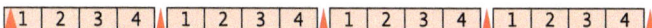

Abb. 42: Kontinuierliche Langzeiteinnahme und Langzyklus-Varianten bei Asthma bronchiale.

Merke: Bei einem perimenstruellen Asthma ist die Unterdrückung der Menstruation durch OC bei LZE oder im LZ sinnvoll.

Literatur:

1. Jenkins MA, Dharmage SC, Flander LB, Douglass JA, Ugoni AM, Carlin JB, Sawyer SM, Giles GG, Hopper JL. Parity and decreased use of oral contraceptives as predictors of asthma in young women. Clin Exp Allergy 36 (2006) 609–613.
2. Lange P, Parner J, Prescott E, Ulrik CS, Vestbo J. Exogenous female sex steroid hormones and risk of asthma and asthma-like symptoms: a cross sectional study of the general population. Thorax 56 (2001) 613–616.
3. Macsali F, Real FG, Omenaas ER, Bjorge L, Janson C, Franklin K, Svanes C. Oral contraception, body mass index, and asthma: a cross-sectional Nordic-Baltic population survey. J Allergy Clin Immunol. 123 (2009) 391–397.
4. Mueck A, Neulen J, Thaler C, Birkhäuser M, Braendle W, Kiesel L, Kuhl H. Kontrazeption bei Frauen mit speziellen Problemen Ther Umsch. 66 (2009) 117–128.
5. Murphy VE, Gibson PG. Premenstrual asthma: prevalence, cycle-to-cycle variability and relationship to oral contraceptive use and menstrual symptoms. J Asthma. 45 (2008) 696–704.
6. Salam MT, Wenten M, Gilliland FD. Endogenous and exogenous sex steroid hormones and asthma and heeze in young women. J Allergy Clin Immunol 117 (2006) 1001–1007.
7. Svanes C, Real FG, Gislason T, Jansson C, Jögi R, Norrman E, Nyström L, Torén K, Omenaas E. Association of asthma and hay fever with irregular menstruation. Thorax. 60 (2005) 445–450.

Katamenialer Pneumothorax

Definition: Der katameniale Pneumothorax ist eine Sonderform des Spontanpneumothorax, der als sehr seltene Erkrankung bei Frauen zwischen dem 30. und 40. Lebensjahr periodisch wiederkehrend immer mit der Menstruation auftritt. 24 bis 72 Stunden nach dem Beginn der Blutungen kommt es bevorzugt im rechten Brustkorb zu einem Druckgefühl mit Kurzatmigkeit und Husten, mitunter zu einer Hämoptoe, die bis zu 3 Tagen anhält (3). Im Röntgen-Thorax ist ein moderater Pneumothorax von der Lungenspitze bis zur Basis und eine geringer Pleuraerguss zu sehen. Die Ursache ist nicht sicher bekannt, an eine Endometriosis externa sollte aber immer gedacht werden (1), da der katameniale Pneumothorax die häufigste Manifestation einer Endometriose im Thorax ist.

Hormontherapie: OC sind zur Therapie geeignet. Bei der konventionellen zyklischen OC-Einnahme trat sowohl nach Abbruch- als auch Durchbruchblutungen der katameniale Pneumothorax wieder auf (4). Die kontinuierliche LZE ist dem LZ und dieser wieder der konventionellen zyklischen OC-Einnahme vorzuziehen, um jegliche Blutungen, Abbruchblutungen und Zusatzblutungen, zu vermeiden. Die katameniale Hämoptoe war unter OC dagegen sehr selten, sie kann mit einer Langzeithormontherapie erfolgreich behandelt werden (2).
Die weitere Prävention des katamenialen Pneumothorax ist sehr schwierig, da vor allem bei einem TES (thoracic endometriosis syndrome) die Rezidivrate sehr hoch ist. Die Dauer der Behandlung muss sich demzufolge über Jahre erstrecken. Die chirugische Entfernung der Herde ist der alleinigen hormonalen Therapie überlegen, die Hormontherapie sollte aber postoperativ immer angeschlossen werden.

Alternativen: Gn-RH Analoga, Danazol, Gestagene, Depot-Gestagene.

Langzykluseinfluss auf die Grunderkrankung: Durch das Verhindern der Menstruation oder von Abbruchblutung wird die Möglichkeit eines blutungsabhängigen Pneumothorax vermieden. Studien über die Effektivität zur Behandlung mit der zyklischen OC-Einnahme oder im LZ liegen bisher auf Grund der Seltenheit der Erkrankung nicht vor.

Dosierungsbeispiel: Mikropille, täglich 1 Dragee aus ≥ 9 Blistern zur kontinuierlichen LZE über Jahre.

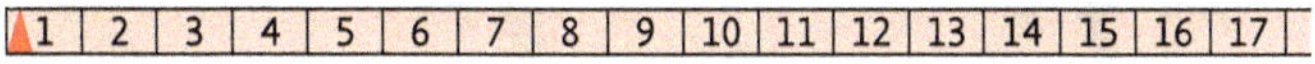

1	2	3	4	5	6	7	8	9	10	11	12	13	14	15	16	17

Abb. 43: Kontinuierliche Langzeiteinnahme einer Mikropille bei katamenialem Pneumothorax.

Literatur:

1. Bobermien K, Arndt D, Müller S, Köhler G. Katamenialer Pneumothorax als mögliche Folge einer Endometriosis extragenitalis – Ein Fallbericht. Zentralbl Gynäkol 127 (2005) 345.
2. Hamacher J, Bruggisser D, Mordasini C. Menstruationsassoziierter (katamenialer) Pneumothorax und katamaniale Hämoptysis. Schweiz Med Wochenschr. 126 (1996) 924–932.
3. Papafragaki D, Concannon L. Catamenial pneumothorax: a case report and review of the literature. J Womens Health (Larchmt). 17 (2008) 367–372.
4. Wilhelm JL, Scommegna A. Catamenial pneumothorax. Bilateral occurrence while on suppressive therapy. Obstet Gynecol. 50 (1977) 227–231.

Rheumatoide Arthritis

Definition: Die rheumatoide Arthritis ist eine entzündliche Allgemein-erkrankung der mesenchymalen Gewebe mit einer Prävalenz von 0,5 bis 1 % bei einer Inzidenz von 500.000 bis 800.000/Jahr in Deutschland. Alle Altersgruppen, vom Kind bis zum alten Menschen, können erkranken. Bei Frauen ist die rheumatoide Arthritis 2- bis 3-mal häufiger, wobei sich die-ses Risiko bei Raucherinnen weiter um das 8-fache erhöht. Zyklusstörun-gen und eine frühe Menarche erhöhten das Risiko ebenfalls erheblich (3). Die adrenalen und gonadalen Hormone wirken bei der rheumatoiden Ar-thritis als Immunmodulatoren ausgeprägt suppressiv und verhindern so die Entwicklung derselben.

Hormontherapie: OC sind indiziert. Allerdings wurde die Bedeutung der OC für die rheumatoide Arthritis in zahlreichen epidemiologischen und experimentellen Studien sowie Metaanalysen sehr unterschiedlich bewer-tet. Vom erhöhten Nutzen mit Senkung des Risikos bis zur Ablehnung reichen die Mitteilungen. Die Nachanalyse der Daten der Royal College of General Practitioners. Oral Contraception Study ergab für Anwenderin-nen und ehemalige Anwenderinnen von OC ein erniedrigtes Standard-risiko für die rheumatoide Arthritis. Außerdem ist das Risiko an einer rheumatoiden Arthritis zu erkranken umso niedriger, je früher mit der Ein-nahme höher dosierter OC begonnen wird (2). Wahrscheinlich wird aber lediglich die Progression der leichten zur schweren rheumatoiden Arthritis durch OC gehemmt.

Alternativen: Depot-Gestagene (besonders MPA), Hormonspirale.

Langzykluseinfluss auf die Grunderkrankung: Da die gegenwärtige Ein-nahme von OC vor der Entwicklung einer entzündlichen Polyarthritis schützt (1) und die Dauer der OC-Anwendung zum Schutz vor einer rheumatoiden Arthritis bedeutsam ist, erscheint es sinnvoll, die OC-Ein-nahme kontinuierlich ohne Pause als LZE oder zumindest im LZ vorzu-nehmen, um zu vermeiden, dass der mit den Abbruchblutungen in der OC-Einnahmepause verbundene Hormonabfall ähnlich wie der Estradiol- und Progesteron-Abfall bei der normalen Menstruation besonders im Win-terhalbjahr zur Induktion von Schüben führt.

Dosierungsbeispiele: Mikropille täglich 1 Dragee im LZ aus jeweils 4–9 Blistern mit anschließender 7-tägiger Pause oder als kontinuierliche LZE über Jahre.

Langzyklus:

◢1	2	3	4	◢1	2	3	4	◢1	2	3	4	◢1	2	3	4	◢

◢1	2	3	4	5	6	7	8	9	◢1	2	3	4	5	6	7	8

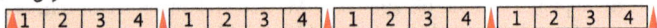

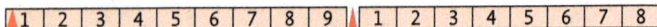

Langzeiteinnahme:

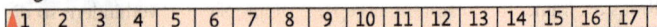

◢1	2	3	4	5	6	7	8	9	10	11	12	13	14	15	16	17

Abb. 44: Langzyklus-Varianten oder kontinuierliche Langzeiteinnahme bei chronischer Rheumatoider Arthritis.

Merke: Wegen der möglichen Provokation einer rheumatoiden Arthritis durch die Menstruation und Zyklusstörungen sollte die Einnahme von OC nicht konventionell zyklisch, sondern mindestens im LZ oder besser als kontinuierliche LZE praktiziert werden.

Literatur:

1. Brennan P, Bankhead C, Silman A, Symmons D. Oral contraceptives and rheumatoid arthritis: results from a primary care-based incident case-control study. Semin Arthritis Rheum. 26 (1997) 817–823.
2. Doran MF, Crowson CS, O'Fallon WM, Gabriel SE. The effects of oral contraceptives and estrogen replacement therapy on the risk of rheumatoid arthritis: a population based study. J Rheumatol 31 (2004) 207–213.
3. Karlson EW, Mandl LA, Hankinson SE, Grodstein F. Do breast-feeding and other reproductive factors influence future risk of rheumatoid arthritis? Results from the Nurses' Health Study. Arthritis Rheum. 50 (2004) 3458–3467.

Morbus Crohn (Enteritis regionalis Crohn, Ileitis terminalis, Enterocolitis regionalis, sklerosierende chronische Enteritis)

Definition: Der Morbus Crohn ist eine chronisch entzündliche, meist in Schüben verlaufende Darmerkrankung, die alle Abschnitte des Verdauungstraktes vom Mund bis zum After erfassen kann. Ätiologie und Pathogenese sind weitestgehend unbekannt. Unterschiede in der Inzidenz in den verschiedenen Ländern sprechen dafür, dass Umweltfaktoren signifikant die Manifestierung des Morbus Crohn modifizieren. Lediglich die Appendektomie und das Rauchen wurden als ständige Risikofaktoren bestätigt (1, 5). Ob andere Faktoren wie Diäten, OCs, atypische mykobakterielle Infektionen bei der Expression des Morbus Crohn eine Rolle spielen, bleibt unklar (5). Es wird eine Autoimmunerkrankung der Darmschleimhaut angenommen. Das Risiko zu erkranken ist bei Rauchern doppelt so hoch. Zahlreiche Frauen bemerken immer wieder verstärkte Darmbeschwerden zur Zeit der Menstruation.

Hormontherapie: Die Mitteilungen über den Einfluss der Hormontherapie auf die Entstehung und die Rezidivrate bei Morbus Crohn sind nach wie vor widersprüchlich. Als Tendenz zeichnet sich ab, dass die höher dosierten OC das RR erhöhen, Mikropillen nicht. Die Wirksamkeit von OC wird durch den Morbus Crohn nicht beeinträchtigt. Der in Schüben verlaufende Morbus Crohn flammt unter Mikropillen nicht häufiger auf als bei Nichtanwenderinnen (3), kann aber im einnahmefreien OC-Intervall zu erheblichen Beschwerden führen und neue Schübe auslösen. OC fördern das Risiko nur bei Nichtrauchern, nicht bei Rauchern (4). Rauchen, eine positive Familienanamnese und OC scheinen bei univariater Analyse das Risiko für die Entwicklung eines Morbus Crohn zu erhöhen, während bei multivariater Analyse nur das Rauchen als Risikofaktor für den Morbus Crohn verbleibt (6). Anhand der in der Literatur mitgeteilten Studien wurde in einer Metaanalyse 2008 ein zunehmendes RR für einen Morbus Crohn mit der OC-Einnahmedauer errechnet (2).
Die Wirksamkeit der Mikropillen wird durch den Morbus Crohn nicht beeinträchtigt.

Alternativen: Depot-Gestagene (MPA mit inhärenter kortikoider Wirkung).

Langzykluseinfluss auf die Grunderkrankung: Bei einem zyklusabhängigen Verlauf des Morbus Crohn sowie bei Beschwerden in der OC-Einnahmepause ist die LZE der Mikropillen zu empfehlen. Studien dazu fehlen, aber immer wieder berichten betroffene Frauen, dass die Beschwerden im einwöchigen einnahmefreien Intervall bei zyklischer OC-Anwendung einsetzen, die aber nach erneuter OC-Einnahme meist schnell nachlassen.

(Abb.45) Nach Einlage einer Hormonspirale wurde die Exacerbation eines Morbus Crohn beschrieben (7).

Dosierungsbeispiele: Mikropille täglich 1 Dragee als kontinuierliche LZE über Jahre oder im LZ aus 9 Blistern mit anschließender 7-tägiger Pause.

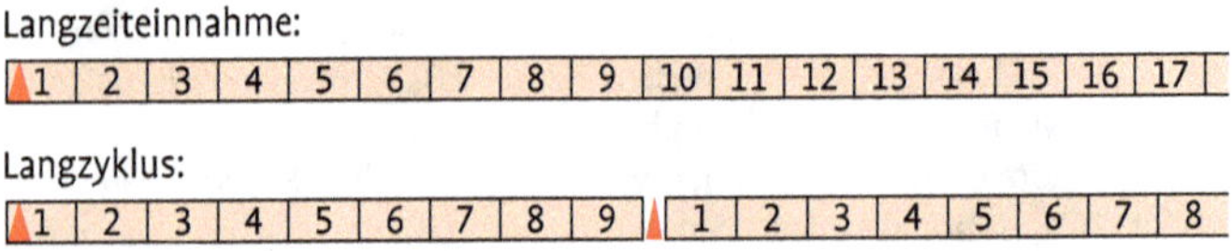

Langzeiteinnahme:

1	2	3	4	5	6	7	8	9	10	11	12	13	14	15	16	17

Langzyklus:

1	2	3	4	5	6	7	8	9	1	2	3	4	5	6	7	8

Abb. 45: Kontinuierliche Langzeiteinnahme und Langzyklus bei Morbus Crohn.

Merke: Bei zyklusabhängigem Morbus Crohn sind Mikropillen als LZE zu empfehlen.

Literatur:

1. Colombel JF, Vernier-Massouille G, Cortot A, Gower-Rousseau C, Salomez JL. Epidemiology and risk factors of inflammatory bowel diseases Bull Acad Natl Med. 191 (2007) 1105–1118.
2. Cornish JA, Tan E, Simillis C, Clark SK, Teare J, Tekkis PP. The risk of oral contraceptives in the etiology of inflammatory bowel disease: a meta-analysis. Am J Gastroenterol. 103 (2008) 2394–2400.
3. Cosnes J, Carbonnel F, Carrat F, Beaugerie L, Gendre JP. Oral contraceptive use and the clinical course of Crohn's disease: a prospective cohort study. Gut. 45 (1999) 218–222.
4. Katschinski B, Fingerle D, Scherbaum B, Goebell H. Oral contraceptive use and cigarette smoking in Crohn's disease. Dig Dis Sci. 38 (1993) 1596–1600.
5. Loftus EV Jr. Clinical epidemiology of inflammatory bowel disease: Incidence, prevalence, and environmental influences. Gastroenterology. 126 (2004) 1504–1517.
6. Sicilia B, López Miguel C, Arribas F, López Zaborras J, Sierra E, Gomollón F. Environmental risk factors and Crohn's disease: a population-based, case-control study in Spain. Dig Liver Dis. 33 (2001) 762–767.
7. Wakeman J. Exacerbation of Crohn's disease after insertion of a levonorgestrel intrauterine system: a case report. J Fam Plann Reprod Health Care. 29 (2003) 154.

Morbus Osler-Weber-Rendu (Morbus Osler, Osler-Syndrom, Morbus Osler Rendu-Weber, hereditäre hämorrhagische Teleangiektasie)

Definition: Der Morbus Osler-Weber-Rendu ist eine autosomal dominant vererbbare Erkrankung, bei der es zur Ausbildung von Teleangiektasien kommt, die sich im ganzen Körper aber meist bevorzugt in Nase, Mund, Mucosa des Gastrointestinaltraktes und im Gesicht manifestieren. Diese Teleangiektasien sind leicht verletzbar und können so zu lebensbedrohlichen Blutungen führen. In Deutschland gibt es ca. 35.000 Osler-Patienten.

Hormontherapie: OC sind indiziert, das sie die Häufigkeit und Schwere der gastrointestinalen Blutungen und damit die erforderlichen Bluttransfusionen verhindern, oder zumindest erheblich reduzieren (3). Die Hormontherapie mit Estrogen-Gestagen-Kombinationen sollte dann immer vorgenommen werden, wenn die therapeutische Endoskopie an ihre Grenzen stößt, das chirurgische Risiko inakzeptabel und der Transfusionsbedarf zu hoch werden (1). EE dichtet die Gefäße ab. Falls bei der zyklischen OC-Einnahme mit der Abbruchblutung vikariierend Blutungen aus der Nase und im Gastrointestinaltrakt auftreten, sollte anstelle der zyklischen OC-Einnahme und des LZ immer die kontinuierliche LZE ohne Pause über Jahre veranlasst werden.

Alternativen: Keine.

Langzykluseinfluss auf die Grunderkrankung: Mit der LZE werden die Abbruchblutungen und durch den günstigen Effekt von EE an den Gefäßwänden die vikariierenden Blutungen vermieden, die immer ein erhebliches Risiko für Frauen mit einem Morbus Osler darstellen. In einer Doppelblindstudie mit der Kombination von EE-NETA über 6 Monate konnte die Anzahl der Transfusionen signifikant gesenkt werden (2). Das Ausbleiben aller Blutungen ist im Interesse dieser Frauen, die die LZE der OC über die Menopause hinaus bis ins hohe Alter fortzusetzen wünschen.

Dosierungsbeispiel: Mikropille täglich 1 Dragee als LZE über Jahre.

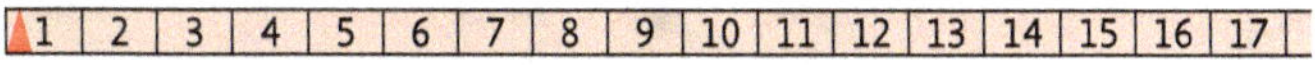

1	2	3	4	5	6	7	8	9	10	11	12	13	14	15	16	17	

Abb. 46: Kontinuierliche Langzeiteinnahme bei Morbus Osler.

Literatur:

1. Cacoub P, Sbaï A, Benhamou Y, Godeau P, Piette JC. Severe gastrointestinal hemorrhage secondary to diffuse angiodysplasia: efficacy of estrogen-progesterone treatment. Presse Med. 29 (2000) 139–141.
2. Cutsem van E, Rutgeerts P, Vantrappen G. Treatment of bleeding gastrointestinal vascular malformations with oestrogen-progesterone. Lancet. 335 (1999) 953–955.
3. Klingenmaier KM. The use of hormonal therapy for bleeding teleangiectase. Hosp Pharm 27 (1992) 263–266.

von-Willebrand-Jürgens-Syndrom (Angiohämophilie)

Definition: Das von-Willebrand-Jürgens-Syndrom ist die häufigste autosomal-dominant vererbte hämorrhagische Diathese, die auf einer Verminderung oder eines Strukturdefektes des Faktor-VIII-Trägerproteins (von-Willebrand-Faktor) beruht. Folgen sind eine mangelnde Thrombozytenadhäsion am Subendothel, eine verminderte Thrombozytenaggregation und eine verlängerte Blutungszeit. Das von-Willebrand-Jürgens-Syndrom ist an der Hypermenorrhö mit einer Prävalenz von ca. 15 % beteiligt. Von den 3 möglichen Typen dieses Syndroms kommt in Deutschland meist die milde Form vor. Die Diagnostik ist nicht immer einfach, da das von-Willebrand-Jürgens-Syndrom undulierend auftreten und im Laufe des Lebens erworben werden kann.

Hormontherapie: Beim von-Willebrand-Jürgens-Syndrom kann es zur Hypermenorrhö und/oder Menorrhagie kommen, die sich in der first line Therapie mit OC (1, 6) oder der Hormonspirale vermeiden oder reduzieren lassen (4, 6). Die initialen Blutungsstörungen können am Anfang mit einer alleinigen Gestagentherapie noch verstärkt werden, ehe die Besserung eintritt (s. Hypermenorrhö und Menorrhagie).

Alternativen: Hormonspirale; Vaginalring oder transdermales kontrazeptives Pflaster im LZ.

Langzykluseinfluss auf die Grunderkrankung: OC üben keinen negativen Einfluss auf die Grunderkrankung aus. Die Auswirkungen des von-Willebrand-Jürgens-Syndroms können jedoch durch die Anwendung von OC reduziert werden. Der physiologische Follikelsprung und Ovarialzysten (5) führen beim von-Willebrand-Jürgens-Syndrom mitunter zu starken Blutungen mit einem Hämoperitoneum. Durch OC kann dieses Risiko (2) ebenso wie die durch dieses Syndrom induzierten Hypermenorrhöen und/oder Menorrhagien gemindert werden. Gastrointestinale Blutungen sind durch die OC-Einnahme ebenfalls zu vermeiden (3). Beim von-Willebrand-Jürgens-Syndrom werden daher der LZ mit maximal 2 Abbruchblutungen im Jahr oder die kontinuierliche LZE ohne Pause über Jahre empfohlen (Abb. 47).

Dosierungsbeispiele: Mikropille täglich 1 Dragee im LZ aus 9 Blistern mit anschließender 7-tägiger Pause oder als kontinuierliche LZE über Jahre.

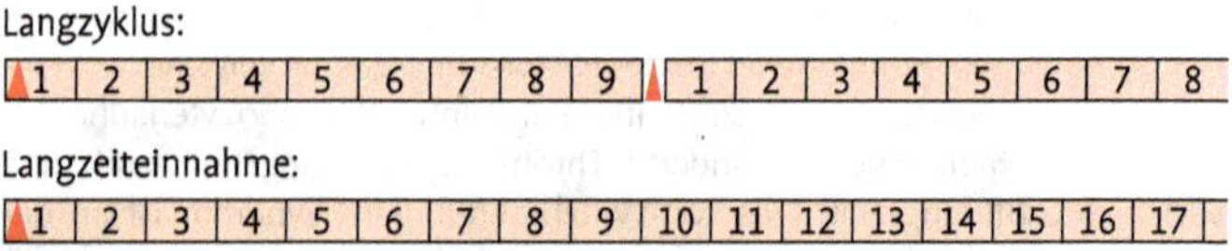

Langzyklus:

1	2	3	4	5	6	7	8	9	1	2	3	4	5	6	7	8

Langzeiteinnahme:

1	2	3	4	5	6	7	8	9	10	11	12	13	14	15	16	17

Abb. 47: Langzyklus und kontinuierliche Langzeiteinnahme bei dem von-Willebrand-Jürgens-Syndrom.

Merke: Da OC beim von-Willebrand-Jürgens-Syndrom Hämorrhagien (Hypermenorrhö, Menorrhagie, gastrointestinale Blutungen) reduzieren, sollten die OC zur Protektion als LZ oder LZE verordnet werden.

Literatur:

1. ACOG Committee Opinion no. 451. Von Willebrand disease in women. Obstet Gynecol. 114 (2009) 1439–1443.
2. Bottini E, Pareti FI, Mari D, Mannucci PM, Muggiasca, ML, Conti M. Prevention of hemoperitoneum during ovulation by oral contraceptives in women with type III von Willebrand disease and afibrinogenemia. Case reports. Haematologica, 76 (1991) 431–433.
3. Chey WD, Hasler WL, Bockenstedt PL. Angiodysplasia and von Willebrand's disease type IIB treated with estrogen/progesterone therapy. Am J Hematol. 41 (1992) 276–279.
4. Lukes AS, Reardon B, Arepally G. Use of the levonorgestrel-releasing intrauterine system in women with hemostatic disorders. Fertil Steril. 90 (2008) 673–677.
5. Radakovic B, Grgic O. Von Willebrand disease and recurrent hematoperitoneum due to the rupture of haemorrhagic ovarian cysts. Haemophilia. 15 (2009) 607–609.
6. Rodeghiero F. Management of menorrhagia in women with inherited bleeding disorders: general principles and use of desmopressin. Haemophilia. 14 Suppl 1 (2008) 21–30.

Antikoagulantientherapie

Definition: Die Gabe eines Pharmakons zur Hemmung der Blutgerinnung wird als Antikoagulation (*anti* „gegen", *coagulatio* „Zusammenballung") bezeichnet. Das dabei angewendete Medikament nennt man *Gerinnungshemmer (Antikoagulantien oder Antikoagulanzien)*. Die Behandlung mit Antikoagulantien nach einer venösen Thromboembolie kann zur Zeit der Ovulation mit schweren intraperitonealen Blutungen einhergehen. Außerdem wird die Menstruation verstärkt (Hypermenorrhö), verlängert (Menorrhagie) und sie kann in eine Dauerblutung (Metrorrhagie) übergehen. Die Blutungsstörungen sowie die nachfolgend schweren Eisenmangelanämien beeinträchtigen die Lebensqualität der betroffenen Frauen erheblich. Dabei ist es unbedeutend, ob die Antikoagulation mit Heparin über einen Perfusor, mit niedermolekularen Heparinen oder mit den Cumarin-Derivaten (Vitamin K-Antagonisten): Phenprocoumon oder Warfarin erzielt wird. Außerdem birgt die Antikoagulantien-Therapie vor allem mit den Cumarin-Derivaten ein teratogenes Risiko in sich. Für die Dauer der Antikoagulantientherapie ist daher eine sichere Kontrazeption indiziert.

Hormontherapie: Während einer Antikoagulantientherapie können zur hormonalen Kontrazeption sowohl OC, estrogenfreie Ovulationshemmer, Minipillen, Depot-Gestagene, das transdermale Pflaster, das vaginale Freisetzungssystem und die Hormonspirale (1, 3, 4) Anwendung finden. Die Inaktivierung von Cumarin-Derivaten kann durch OC gehemmt sowie durch Gestagene verstärkt und dadurch die antikoagulative Wirkung verstärkt oder abgeschwächt werden (6). Diese Veränderungen waren bereits 1979 für Nicoumalone innerhalb der Normwertbereiche bei Einnahme der damals noch hochdosierten OC mitgeteilt worden (5). EE erhöht die Clearance von Phenprocoumon um 25 % durch eine gesteigerte Glukuronidierung (2). Aus diesem Grunde sind INR oder Quickwert bei Beginn der OC-Einnahme sorgfältig zu kontrollieren. Die INR sollte unter der Antikoagulantientherapie über 1,5 bis 2 liegen und, falls noch der Quickwert bestimmt wird, sollte derselbe konstant < 35 % sein.

Alternativen: Hormonspirale, Depot-Gestagene (1, 3).

Langzykluseinfluss auf die Grunderkrankung: OCs können nach einer tiefen Venenthrombose während der Therapie mit Phenprocoumon auch bei bestehendem Protein-S-Mangel über Jahre verordnet werden. Die ultrasonografischen Kontrollen zeigten eine komplette Involution der venösen Thrombose unter der Kombination von OC mit Phenprocumon (4). Anstelle der zyklischen Einnahme, die bereits zu einer Reduzierung der Blutungsstärke und Blutungsdauer führt, ist die LZE ohne Pause für die Dauer der Antikoagulantientherapie angezeigt.

*Mit Beendigung der Antikoagulantientherapie ist die Mikropille abzuset-
zen.*
Bei Kinderwunsch, wird bei einem Zustand nach venöser Thromboembolie die orale Antikoagulantientherapie durch die Heparinbehandlung ab-
gelöst. Nach der Umstellung auf Heparin sollte in den ersten drei Monaten noch eine sichere Kontrazeption gewährleistet sein, um das teratogene
Risiko der oralen Antikoagulanzien zu vermeiden und die normale Follikelentwicklung, die sich über 10 Wochen erstreckt, zu gewährleisten,
d. h. die LZE sollte für diese Zeit fortgesetzt werden (Abb. 48).

Dosierungsbeispiel: Mikropille täglich 1 Dragee als LZE für die Dauer der
Antikoagulantientherapie. Cave: Absetzen mit Beendigung der Antikoagulation. Bei Kinderwunsch Fortsetzung während der ersten 10 Wochen
nach Umstellung auf die Heparintherapie.

1	2	3	4	5	6	7	8	9	10	11	12	13	14	15	16	17

Abb. 48: Kontinuierliche Langzeiteinnahme während einer Antikoagulantientherapie.

Merke: In individuellen Fällen kann unter Beachtung der Kontraindikationen parallel zur Antikoagulantientherapie ein OC zur Kontrazeption
als LZE verordnet werden.

Literatur:

1. Culwell KR, Curtis KM. Use of contraceptive methods by women with cur-
rent venous thrombosis on anticoagulant therapy: a systematic review. Contraception. 80 (2009) 337–345.
2. Kuhl H. Wie sich orale Kontrazeptiva und Medikamente in ihrer Wirkung
beeinflussen. Geburtsh Frauenheilk 54 (1994) M23 – M30.
3. Lukes AS, Reardon B, Arepally G. Use of the levonorgestrel-releasing intrauterine system in women with hemostatic disorders. Fertil Steril. 90 (2008)
673–677.
4. Ott J, Promberger R, Kaufmann U, Huber JC, Frigo P. Venous thrombembo-
lism, thrombophilic defects, combined oral contraception and anticoagulation. Arch Gynecol Obstet. 280 (2009) 811–814.
5. de Teresa E, Vera A, Ortigosa J, Pulpon LA, Arus AP, de Artaza M. Interaction between anticoagulants and contraceptives: an unsuspected finding. Br
Med J. 2 (1979) 1260–1261.
6. Zingone MM, Guirguis AB, Airee A, Cobb D. Probable drug interaction between warfarin and hormonal contraceptives. Ann Pharmacother. 43 (2009)
2096–2102.

Herpes labialis et genitalis

Definition: Sowohl der Herpes labialis als auch der Herpes genitalis sind fakultativ neurotrope Viruserkrankungen, die sich nach Primärinfektion mit dem Herpes simplex – Virus Typ 2 oder durch Reaktivierung der in den Ganglien persistierenden Viren entwickeln. Die Übertragung erfolgt meist durch Sexualkontakt. Jede Menstruation (*Herpes menstrualis*) dient ebenso wie das Sonnenlicht, Fieber, Traumata u. a. als Provokation und kann zur Reaktivierung der Viren mit den damit verbundenen Symptomen (Juckreiz, Spannungen, Bläschen auf gerötetem Grund, Krusten) an den Lippen und der Vulva führen.

Hormontherapie: Obwohl OC bei zyklischer Einnahme ein Risikofaktor für die Ausbreitung der Herpes simples – Virus Typ 2 im Genitaltrakt sind (1), ist es sinnvoll, durch die LZE oder maximal 2 LZ pro Jahr den anderen wesentlichen Risikofaktor, die Abbruchblutung im einnahmefreien Intervall, die wie die normale Menstruation zur Reaktivierung des Herpes führt, zu vermeiden und zu unterdrücken.

Alternativen: Vaginalring, transdermales kontrazeptives Pflaster, Depot-Gestagene, estrogenfreier Ovulationshemmer, Hormonspirale.

Langzykluseinfluss auf die Grunderkrankung: Berichte über den Einfluss des LZ oder der LZE bei Herpes liegen bisher nicht vor. Die blutungsabhängige Reaktivierung (Menstruation und Zusatzblutungen) des Herpes labialis et genitalis kann nicht durch die zyklische OC-Einnahme, aber durch die LZE weitestgehend vermieden werden. Günstig sind dabei Mikropillen mit DNG, da dieses Gestagen entzündungshemmend und immunmodulatorisch wirksam ist, die Zellproliferation hemmt und die Apoptose fördert.

Dosierungsbeispiele: Mikropille täglich 1 Dragee als kontinuierliche LZE über Jahre oder im LZ aus 9 Blistern mit anschließender 7-tägiger Pause.

Langzeiteinnahme:

1	2	3	4	5	6	7	8	9	10	11	12	13	14	15	16	17

Langzyklus:

1	2	3	4	5	6	7	8	9	1	2	3	4	5	6	7	8

Abb. 49: Kontinuierliche Langzeiteinnahme und Langzyklus bei Herpes labialis et genitalis.

Merke: Durch die LZE von Mikropillen kann die menstruationsabhängige Reaktivierung des Herpes labialis et genitalis vermieden werden.

Literatur:

1. Cherpes TL, Melan MA, Kant JA, Cosentino LA, Meyn LA, Hillier SL. Genital tract shedding of herpes simplex virus type 2 in women: effects of hormonal contraception, bacterial vaginosis, and vaginal group B Streptococcus colonization. Clin Infect Dis 40 (2005) 1422–1428.

Weiterführende Literatur

Ebert A. Endometriose. 2. Auflage. Walter de Gruyter Verlag Berlin – New York 2006.

Deutsche Gesellschaft für Gynäkologie und Geburtshilfe e.V. Empfängnisverhütung. Familienplanung in Deutschland AWMF 015/015. Gemeinsame Stellungnahme der Deutschen Gesellschaft der Deutschen Gesellschaft für Gynäkologische Endokrinologie und Fortpflanzungsmedizin e.V. (DGGEF e.V.) in Zusammenarbeit mit dem Berufsverband der Frauenärzte e.V.

Göretzlehner G, Lauritzen C, Göretzlehner U. Praktische Hormontherapie in der Gynäkologie. 5. Auflage, Walter de Gruyter Verlag Berlin – New York 2007.

Göretzlehner G, Römer, T, Göretzlehner U. Blutungsstörungen. Walter de Gruyter Verlag Berlin – New York 2010.

Leidenberger F, Strowitzki T, Ortmann O. Klinische Endokrinologie für Frauenärzte. 4. Auflage, Springerverlag Berlin 2009.

Ludwig M. Hormonale Kontrazeption. Ein Handbuch für die Praxis. Optimist Fachbuchverlag, 2009.

Römer T. Therapeutischer Einsatz hormonaler Kontrazeptiva. UNI-MED Verlag AG, Bremen, London, Boston, 2005.

Römer T. Göretzlehner G. Kontrazeption mit OC in 111 Problemsituationen. Walter de Gruyter Verlag Berlin – New York 2008.

DE GRUYTER

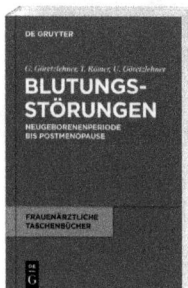

Gunther Göretzlehner,
Thomas Römer, Ulf Göretzlehner

BLUTUNGS-
STÖRUNGEN

Neugeborenenperiode
bis Postmenopause

2010. XI, 140 Seiten. 9 Abb. 9 Tab.
57 Kaltenbach Schemata.
Broschur ISBN 978-3-11-021375-1
eBook ISBN 978-3-11-021376-8
(Frauenärztliche Taschenbücher)

Blutungsstörungen und Zusatzblutungen zählen zu den häufigsten Symptomen in der gynäkologischen Praxis und können bereits bei Neugeborenen und Kindern auftreten.

Als echter Ratgeber behandelt das Buch alle relevanten gynäkologischen Blutungsstörungen. Diese sind unterteilt in die Lebensphasen des weiblichen Individuums, angefangen bei der Neugeborenenperiode bis hin zur Postmenopause. Jede Blutungsanomalie wird bildlich illustriert und hinsichtlich Definition, Diagnostik, Standardtherapie und alternativer Therapie praxisnah dargestellt. Ein Merksatz fasst jeweils das Wichtigste zusammen.

- gynäkologische Blutungsstörungen auf einen Blick
- praktische Merksätze und Tipps
- ausgewiesenes Expertenwissen

DE
G

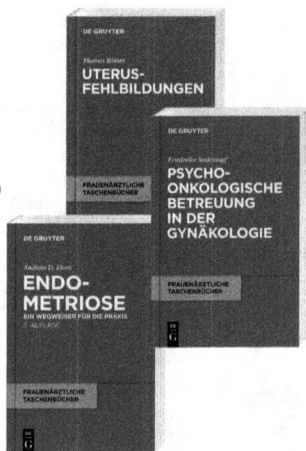

www.ingramcontent.com/pod-product-compliance
Lightning Source LLC
Chambersburg PA
CBHW070346270326
41926CB00017B/4009